告知されたその日から始める

晩期
私のがんを治した毎日の献立

西台クリニック院長・三愛病院医学研究所所長
済陽高穂

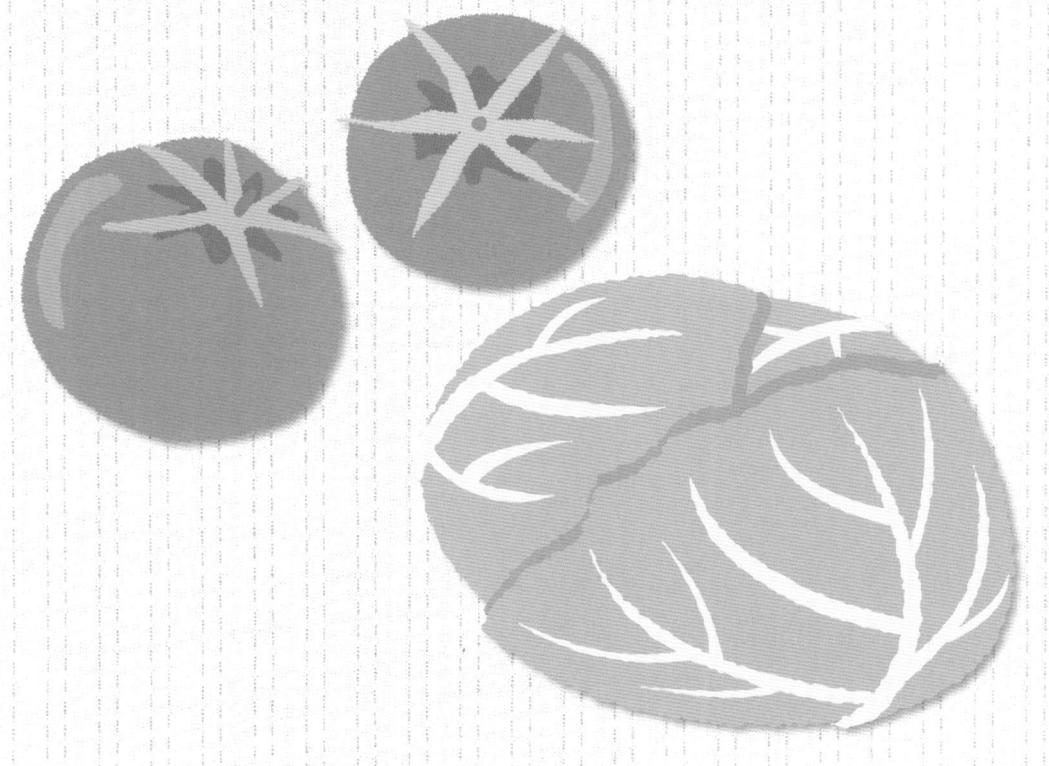

講談社

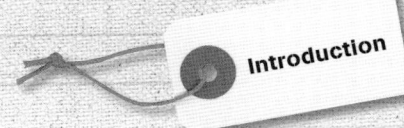

はじめに

外科医としてのがんとの闘い

医学技術の進歩が目覚ましい現代の日本において、なおも患者数がふえ続けているがん。年間死亡者数約114万人のうち、およそ30％をがんが占めているというのが現状です。

私が学生だった昭和40年代には、胃がん罹患率が高く、悲痛な話を多く耳にしたものです。そんな難しいがんを治し、多くのがん患者さんを救いたいという思いから医師を志すようになりました。

多くの先輩方に学び、消化器系の外科医となった私は、30年以上で数千例のがんの手術を執刀してきました。しかし、がん手術の追跡調査を行ったところ、5年生存率は、わずか52％という結果でした。残りの48％の患者さんは手術が成功したにもかかわらず、再発して亡くなっていたのです。「手術・放射線・抗がん剤（化学療法）」この三大療法だけではがんは治しきれないという現実に直面したとき、その壁を破るヒントになったのが食事療法でした。

がん改善と食事の深い関係

人間の体は、バランスのいい食事と、たっぷりの休息時間が保たれていれば、自然に病気を改善する力を発揮することができます。それは、はるか遠い昔からの営みのなかで確かめられてきたことです。

かつての日本の食事は、野菜や穀物、魚が中心のヘルシーなものでした。今、その伝統的な日本食が見直されています。なぜなら免疫力を上げ、病気を遠ざける、理にかなった食事だということが最先端の医学で証明されているからです。

私も現実に、余命宣告をされ、自宅療法をしていた患者さんのがんが縮小した、消失した、というケースをいくつも目の当たりにしました。その方々にどのような生活を送っていたのか尋ねると、共通して、肉食をやめ、玄米を主食にし、たくさんの野菜・果物を摂取するほか、豆腐やきのこ、海藻、はちみつ、レモンを食べるなどといった徹底した食事管理を毎日行っていたことがわかりました。

三大療法＋食事療法の効果

体をつくる基盤は、毎日口にしている食べ物です。

たとえ手術で病巣をほぼ100％取り除いたとしても、食生活を見直し、体質改善をはからなければ、根本的な原因を取り除くことはできず、がん体質から逃れることができないのです。

とくに根治治療が難しい再発・転移・晩期がんの患者さんには、従来の三大療法の効果が十分に発揮されないケースが少なくありません。それどころか、逆に三大療法が免疫能を低下させ、がんの進行を促進してしまう可能性も高く、現況では食事療法が最も有効な手段ではないかと私は思っています。

医学的治療だけでがんを克服することが難しくても、徹底した食事療法を組み合わせることによって、容体改善の確率が高まります。実際に、私が患者さんに行った食事療法指導の治癒成績は、胃がんや大腸がん、乳がんなど、晩期がんを含む進行がんで計201例のうち、約63・7％の有効率でした。

食事療法がもたらす希望

済陽式食事療法は、晩期がんの患者さんにこそ重要だと考えています。半年から1年、きちんと守って辛抱強く継続した結果、晩期がんが改善した症例が多数あるからです。

本書では、実際に晩期がんを克服した患者さんの毎日の食事の内容を紹介していますので、ぜひ参考にしていただければと思います。

また、がんに勝つための免疫力向上には、食事の改善が何より重要ですが、十分な睡眠とストレスを避けた生活も不可欠です。そのことは、私と一緒に講演をする機会の多い、免疫学の第一人者、安保徹教授もおっしゃっています。

食や生活を見直し、健康な体を取り戻せば、またそこから新たな人生を歩み出すことができます。余命宣告をされたからといって、希望を捨ててしまってはいけません。食事療法をがんとの闘いの選択肢に加えていただけることを切に願っています。

目次

はじめに … 2

● 早期がん（ステージ0〜1） … 6
● 進行がん（ステージ2〜3） … 8
● 晩期がん、再発がん、転移がん（ステージ4） … 10

がん進行別食事療法のポイント … 12
三大療法と食事療法の併用 … 14
がん体質を食事で改善 … 16

Chapter 1 臓器別 がんに勝つ！食材事典

済陽式食事療法8箇条 … 18
済陽先生が参考にした主な食事療法 … —
食物・栄養・運動とがん予防の判定 … —
がんと食べ物の関係 … —

臓器別！有効な食材

● すい臓がん … 28
● 肝臓がん … 27
● 大腸がん … 26
● 食道がん … 25
● 胃がん … 24
● 乳がん … 23
● 前立腺がん … 22
● 白血病 … 21
● 肺がん … 31
● 卵巣がん … 30
● 悪性リンパ腫 … 29

がん予防に効く 有効な栄養素と食材

にんにく … 34
にんじん … 35
レモン（柑橘類） … 36
大豆・大豆加工品 … 37
セロリ … 38
しょうが … 39
たまねぎ・ねぎ … —
うこん … —
玄米 … —
緑茶 … —
じゃがいも … —
れんこん … —
ごぼう … —
トマト … 42
なす … 43
ピーマン … 43
ブロッコリースプラウト … 44
長芋・里芋 … 44
さつまいも … 45
かぼちゃ … 45
キャベツ … 46
小松菜 … 46
ケール … 47
らっきょう … 47

4

Chapter 2 転移・再発・晩期がん 克服患者さん7名の本物のレシピ公開！

きのこ類 …… 48
大根・かぶ …… 48
ハーブ・大葉 …… 49
ごま …… 49
酢 …… 50
ワサビ …… 50
唐辛子 …… 51
はちみつ …… 51
イカ・タコ …… 52
小エビ・小魚 …… 52
貝類 …… 53
鮭 …… 53
青魚 …… 54
海藻類 …… 54
りんご …… 55
ベリー類 …… 55
プルーン …… 56
ヨーグルト …… 56

① 転移がん 悪性リンパ腫 手島裕之さん …… 58

② 転移がん 直腸がん 小野寺永輔さん …… 70

③ 転移がん 卵巣がん・播種 向井幸代さん …… 82

④ 再発がん 乳がん 中山竹子さん …… 94

⑤ 再発がん 大腸がん 小池悦子さん …… 106

⑥ 晩期がん 胃がん 村田智俊さん …… 118

⑦ 晩期がん 前立腺がん 岡田元信さん …… 130

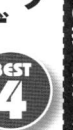

管理栄養士 杉本恵子先生 お助けレシピ にんじんジュースの搾りかすを活かした 野菜たっぷりカンタンおかず BEST 4 …… 142

写真／江頭徹（講談社写真部）
デザイン／田中小百合（オスズデザイン）
取材・文／大滝慶子
患者さん実例レシピ整理・お助けレシピ作成／杉本恵子（管理栄養士・ヘルスケアトレーナー）
料理製作／須田涼子（栄養士）、福原由加里（管理栄養士）、中山康子（管理栄養士）、野田裕美（管理栄養士）

※食事により「がん」を治す効果には個人差があります。

がん体質を食事で改善

食事が変えた日本人のがん

がんが初めて日本人の死因原因のトップになったのは、1981年のことです。それからというもの、日本のがんによる死亡者数は、年々増加の一途をたどっています。

当時は、胃がん患者が死因のトップでしたが、現在では、肺がんや乳がん、大腸がん、前立腺がんなど、もともと日本人がかかる割合が少なかった「欧米型」のがんが増加しています。

それには、日本人の食生活が欧米化したことが深く関係しています。本来、日本食は米や野菜、魚を中心とした理想的な食事でした。しかし、時代の流れとともに、肉を中心とした欧米流の食事へと変化したことで、欧米型のがんが急増したのです。

ところが、1990年代以降の欧米諸国を見ると、がんの患者数・死亡率ともに減少傾向にあります。そのきっかけとなったのは、1977年にアメリカで発表された「マクガバン・レポート」でした。

食生活を正せば、がんは予防できる

「マクガバン・レポート」は、肉中心の偏った食事が、健康に弊害をきたすと指摘しています。「がんや心臓病などの慢性病は、肉食中心の誤った食生活が原因の『食源病』であり、薬では治らない」との記述もありました。

その後、アメリカではこれを基盤とし、1990年には、食品によるがん予防を目指した「デザイナー・フーズ計画」を発足します（P32参照）。

さらに翌年には、1日5皿の野菜・果物を食べよう、という「5 A DAY（ファイブ ア デイ）」運動を行い、低脂肪・高食物繊維の食事を促していきます。こうして、全米あげてのプロジェクトを実行した結果、がんが減少していったのです。

また、イギリスのドール博士の疫学データからは「がんは生活習慣病であり、食事と禁煙で60〜70％は予防することができる」という結論が導き出され、今や世界のがん予防の常識となっています。

有効率63％の食事療法

欧米諸国では、がんと食事の関係の重要性を認識し、がんの食事療法に取り組み、がんの減少に努めてきました。一方、日本はというと、アメリカなどに比べ、ずっと遅れをとっています。がんの食事療法は、ここ数年になって認知されるようになってきましたが、きちんと食事指導を行える医療機関は、まだ限られています。

そんななか、私は、手術での根治治療が不可能な転移・再発がんや晩期がんの患者さんを救う何らかの手立てはないものかと、模索をはじめました。そしてたどり着いたのが食事療法だったのです。

ゲルソン療法や甲田療法、星野式ゲルソン療法などの食事療法から、さまざまな食に関する研究データ、縄文時代の食も参考にしました。機会があれば講演などに足を運び、甲田療法の甲田光雄先生や星野式ゲルソン療法の星野仁彦先生には、直接お会いしてお話を伺いました。

そして、いろいろな情報を集め、患者さんが取り入れやすいように改良したのが済陽式食事療法です。こうして私が食事指導をはじめてから、十数年が経ちますが、現在までの再発・転移がん、晩期がんの治癒成績は63・7％の有効性を示しています。

栄養・代謝指導例　治癒成績（結果）

（2010年）平均観察期間：2年10カ月

臓器症例数		治癒	改善	不変	進行	死亡
胃	26	3	12		1	10
大腸	57	4	30	1	2	20
肝臓	7	2	2		1	2
すい臓	13	1	5		2	5
胆道	9	1	3		1	4
食道	7	2	1			4
前立腺	16	7	7			2
乳がん	25	6	12	1	1	5
リンパ腫	12	1	10			1
その他	29	3	16		2	8
総計	201	30	98	2	10	61

平均観察期間は2年10ヵ月。通常の医学治療と併用し、食事療法を3ヵ月以上行っている人が対象。各臓器がん201例のうち、約半数が晩期がんで手術適用外とされた例、約4割が再発・転移がん、残り1割が早期の多重がん。63.7％の治癒もしくは改善が認められた。

三大療法と食事療法の併用

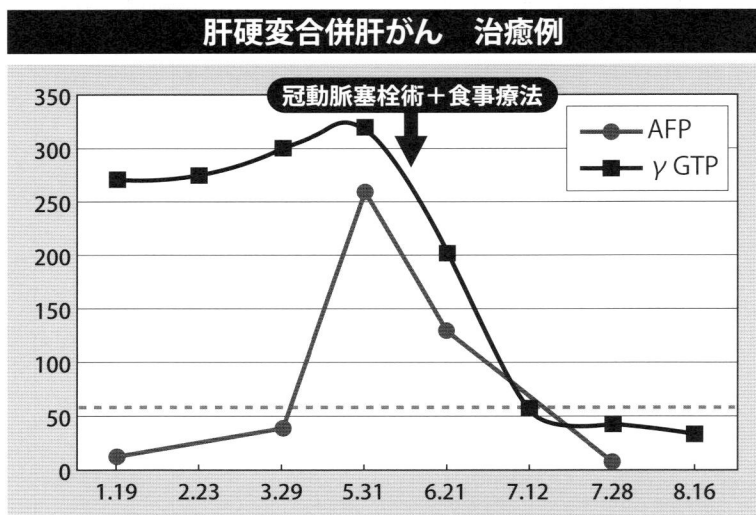

肝硬変合併肝がん　治癒例

63歳男性、C型肝炎が肝硬変移行し、肝臓2カ所でがん化。そこで、肝動脈塞栓術と食事療法を併用した結果、肝臓がんが縮小し、AFP（腫瘍マーカー）と、肝機能を示す数値、γ-GTPともに基準値内におさまり、肝硬変も治癒した。

「二者択一」ではなく「併用」が原則

行がんの患者さんを対象に食事指導を行い、治癒や改善という形で、その効果を確信してきました。

しかし、決して医学的治療を否定しているわけではありません。三大療法は最初に検討するべき治療法であって、食事療法は、患者さんの免疫力を上げ、三大療法の効果をより高めるために行うもの、というのが基本方針です。三大療法の有効性よりも体へのダメージが大きい場合には、食事療法を主体に行う、というのが現状です。三大療法か食事療法か二者択一をするのではなく、両者をうまく組み合わせることが重要だと考えています。

三大療法とは、手術、抗がん剤、放射線治療を指します。ほかにも動脈に直接抗がん剤を送り込む「動注ポート療法」や乳がんや前立腺がんには「ホルモン療法」などがあり、最近では、患者さんの体に負担が少ない治療法も増えています。これらの方法は、可能な限り行うべきなのです。

そうはいっても、こういった治療にも限界があり、患者さんの体にダメージを与えてしまうことも否めません。そこで有効となるのが食事療法です。

前に述べた通り、私はさまざまな食事療法の文献やデータなどを参考にし、そこから取捨選択をして、済陽式の食事療法を確立しました。そして、主に進

相乗効果で治癒の確率が高まる

これらには抗がん作用のある抗酸化物質が多く含まれているため、体内の代謝をスムーズにして、免疫力を高めるのに有効です。免疫力を高めることによって、リンパ球やマクロファージ（どちらも免疫細胞で、白血球の一種）がふえるため、少ない抗がん剤でも高い効果が得られると考えられます。また、代謝がよくなるので、抗がん剤の副作用も軽減します。そして何より、食事を改善することは、がん体質からの脱却につながります。

食事療法の効果を得られるかどうかは、リンパ球の数が目安になります。血液中のリンパ球のレベルは、患者さんの免疫能を反映します。リンパ球が1300個／立方ミリメートル以上であれば、8割以上の方が改善していますが、700個／立方ミリメートル以下になると難しくなります。リンパ球の数は血液検査で調べることができます。

食事療法を行ううえで、大事なことは、決して自己判断で治療を中断したりしないことです。必ず食事療法に詳しい医師の指導を受け、治療と平行しながら続けることです。

三大療法でがん細胞を攻撃しても、患者さんの免疫力が落ちてしまっては、もとも子もありません。ですから、私はいつも患者さんに、がんと診断されたらすぐに食事を変えなさいと言っています。できれば手術前の入院中からはじめるのが一番です。

食事療法の核となるのは、新鮮な野菜・果物です。

63歳・女性　直腸がん・多発肝転移

●手術時すでに肝転移巣あり

食事療法と共に肝動注ポート療法2カ月間施行。腫瘍マーカーほぼ正常化、半年後寛解

治療前　2005年12月27日 → 治療後　2006年6月28日

63歳女性、直腸がんが肝臓に転移。2005年7月に直腸がん切除するも、すでに肝臓の20カ所に転移。根治手術不能のため、肝動注ポート療法を実行すると同時に食事療法も実施。結果、10週間後には転移病巣が消失。肝臓がんの腫瘍マーカーも正常化した。

がん進行別食事療法のポイント

早期がん

※ 進行度　ステージ0（〇期）〜ステージ1（一期）

がんが粘膜内にとどまっている状態（ステージ0）から、がんが粘膜の下の筋層にまで達しているが、臓器や器官にとどまり、近くのリンパ節には転移していない状態を指します。

※ 一般的な治療法

手術、化学療法、放射線治療の三大療法を適宜行います。内視鏡でのがん切除や、腹腔鏡での手術、放射線が効くがんならば放射線治療と抗がん剤を組み合わせる場合などがあります。

※ 食事療法のポイント

早期がんと診断されたら、まずは早急に適切な三大療法を受けましょう。早期がんの多くは、手術などの三大療法で治癒させることが可能ですし、再発の危険性も少なくなります。食事療法は、がん体質の改善と再発・転移の防止を目的として、指導を受けながら取り組みましょう。

進行がん

※ 進行度　ステージ2（二期）〜ステージ3（三期）

リンパ節転移が認められるが、近くのリンパ節までにとどまっている状態（二期）から、がんが近くの臓器までわずかに広がる、遠くのリンパ節に転移しているなどの状態を指します。

※ 一般的な治療法

必要な医学的検査をした後、手術、化学療法、放射線治療の三大療法を行います。可能な限りは手術をしてがん病巣を取り除き、放射線治療や抗がん剤治療などを適宜行います。

※ 食事療法のポイント

ただちに食事療法を開始します。早期がんより、やや食事療法の比重が多くなる場合もあります。食事療法は、免疫力を高めて治癒を促すほか、抗がん剤の効果の増強、副作用の軽減などにも効果を発揮します。術後に食事療法をはじめる場合は、普通の食事が摂れるようになったらすぐにはじめましょう。

晩期がん・再発がん・転移がん

※ 進行度　ステージ4（四期）

がんが正常な組織の深くにまで広がり、遠く離れた臓器にも転移している状態を指します。さらに病状が進んだ状態を「末期がん」といいますが、私の場合は「晩期がん」と呼んでいます。

※ 一般的な治療法

できる限りの三大療法を行います。

※ 食事療法のポイント

残念ながら、三大療法だけでの根治は難しい段階です。食事療法をメインとして、徹底的に行うのがいちばんだというのが、私の考えです。私が行った食事療法の統計では、晩期がん・再発がん・転移がんを含めた有効率は、約6割強でした。可能な限りは手術で病巣を切除したうえで、微量の抗がん剤などの治療と平行しながら取り組んでください。

食事療法は、きちんと指導を受け、少なくとも半年から1年の間は基本をしっかり守って実行してください。その後は、病状を見ながら次第にゆるめてもかまいません。症状が好転すれば、肉も少量なら食べられるようになります。そのためにも定期的な検診は必須です。検査の結果をもとに、病状や食事療法の成果を確認し、その後の治療方針の見直しをはかっていきます。とにかく、根気よく続けて行くことが重要です。

実際に、私がアメリカ留学していた当時にお世話になった恩師、テキサス大学のジェームズ・トンプソン教授は、ステージ4で余命半年と診断された前立腺がんを食事療法とホルモン療法で克服されました。教授は私が勧めた玄米菜食を最初は「とても無理」とおっしゃっていましたが、玄米をシリアルに変えるなどアレンジして食事療法を続けながら、平行して月1回のホルモン注射を受けていました。

その結果、教授のPSA値は正常化し、2年後には日本を訪れ、私との再会を果たすこともできました。

済陽先生が参考にした主な食事療法

甲田療法

甲田医院院長の甲田光雄氏が「西式健康法(西勝造氏がつくった独特の食事療法や体操などを行う健康法)」を継承しつつ確立した療法。少食、生菜食、断食療法などを適宜行う。生菜食とは文字通り加熱せずに生で摂る方法で、主食を生の玄米粉とし、大量の青汁や根菜のすりおろしなどを摂る。動物性食品の摂取を禁止、塩分制限、大量の生野菜摂取、胚芽の摂取などは、ゲルソン療法と一致する。

ゲルソン療法

ドイツ生まれの医師、マックス・ゲルソンが1930年代に確立したもので、がんの食事療法の草分け。その方式や症例は「がん食事療法全書」として上梓され、食事療法のバイブル的存在として世界中で読まれている。動物性食品、脂肪・塩分を厳しく制限し、新鮮な野菜や果物を大量に摂ることで、免疫力を高める。なかでも、1日2000ml以上の野菜の搾りたてジュースは、とくに重要とされる。

星野式ゲルソン療法

精神科医の星野仁彦氏が、自らのがん(大腸がんから転移した肝臓がん)を克服した実体験に基づき考案した、ゲルソン療法のアレンジ版。野菜・果物の大量摂取など大きな指針は元法通りであるが、一般的な社会生活を送りながら実行でき、しかも効果を損なわないよう工夫されている。野菜ジュースは400mlを1日3回以上飲むとし、ゲルソン療法より量が減る分をビタミンC剤などで補給する。

マクロビオティック

第二次世界大戦後、桜沢如一氏が考案した玄米菜食を中心とする食養生法。その後、弟子の久司道夫氏などが海外に広めたことから、現在では、世界各地で普及している。主食は玄米や雑穀、全粒粉の小麦粉製品。副菜は野菜、豆類、きのこ、海藻などで、肉類や乳製品は禁止。砂糖は使用せず、塩はにがりを含んだ自然塩を用いる。独自の陰陽論をもとに、食材や調理法のバランスを考えるのが特徴。

栗山式食事療法

自然食研究家である栗山毅一氏が考案し、その後継者の昭男氏が提唱する、100年の歴史をもつ自然食療法。生水、生の果物、野菜を中心とする自然食により、健康を維持できるとする。とくにレモンなど酸味の強い柑橘類や酢の摂取を推奨している。人間の本来の食事は果物が中心で、次に野菜、海藻、貝類などで、娯楽食としての魚があり、肉は極力避ける、というのが基本の方針となる。

ナチュラル・ハイジーン

1830年代にアメリカの医師たちによって起こった自然主義運動。ナチュラル・ハイジーンの解説書『フィット・フォー・ライフ』によって世界中に紹介され、日本へは松田麻美子氏が紹介。ナチュラル・ハイジーンには「人体に備わる浄化・修復力を阻害しないことで健康が維持できる」という意味が込められ、生の果物、野菜を中心とする自然食法により、自然治癒力の正常化、維持を目指す。

安保徹式免疫力UP療法

済陽先生とも親交が深い免疫学者、安保徹氏による療法で、免疫力と自律神経の関係の研究から、食事と生活習慣を改善して自己免疫力を高め、健康を維持するというのが基本方針。

安保氏によると、自律神経には交感神経と副交感神経があり、活動時や緊張時には交感神経が優位に働き、リラックス時には副交感神経が優位に働くという関係にあるという。

副交感神経が優位になると、ウイルスなどの異物を処理する白血球「リンパ球」がふえ、免疫力を高めるのに有効となる。そのための食事として「丸ごと食品（胚芽を含む五穀や小エビ・小魚など、動植物の生命維持に必要な栄養をそのまま食べられるもの）」、「食物繊維（ごぼうやきのこ、海藻など）」、「ファイトケミカル（新鮮な野菜や果物など）」、「発酵食品（納豆、ヨーグルトなど）」、「いやいや食品（酸っぱい、辛い、苦いなどの体が不快と感じるもの）」を勧めている。

	↓↓↓ 確実にリスクを低下	↓↓ おそらく確実にリスクを低下	↓ リスクを低下させる可能性がある
	↑↑↑ 確実にリスクを上昇	↑↑ おそらく確実にリスクを上昇	↑ リスクを上昇させる可能性がある

	肝臓	大腸	乳房（閉経前）	乳房（閉経後）	卵巣	子宮体部	前立腺	腎臓	皮膚
		↓↓							
		↓↓							
							↓↓		
							↓↓		
		↑↑↑							
		↑↑↑							
		↓↓					↑↑		
								↑↑	
	↑↑	↑↑↑（男性） ↑↑（女性）	↑↑↑	↑↑↑					
		↓↓↓		↓↓		↓↓			
		↑↑↑	↓↓	↑↑↑		↑↑↑		↑↑↑	
		↑↑↑		↑↑		↑↑			
				↑↑					
			↓↓↓	↓↓↓					

この表は「世界がん研究基金（WCRF）」が2007年に発表したものである。野菜と果物は、がんの「発症リスクを下げる」と今回も評価された。また、赤身肉が大腸がんの原因となる可能性がより強まった。

食物・栄養・運動とがん予防の判定

世界中の膨大な数の研究から導き出された価値の高い報告書です。食物や栄養に関係するさまざまな要因と個別のがんの関連性について評価を下しています。がんの食事療法におけるきわめて重要な指針となるでしょう。

	口腔・咽喉・喉頭	鼻咽頭	食道	肺	胃	すい臓	胆のう
食物繊維を含む食物							
野菜	↓↓		↓↓		↓↓		
ねぎ属野菜（ねぎ・たまねぎ・にんにくなど）					↓↓		
にんにく							
果物	↓↓		↓↓	↓↓	↓↓		
葉酸を含む食物						↓↓	
リコピンを含む食物							
セレンを含む食物							
肉類							
加工肉							
カルシウムの多い食事							
高カロリーの食物							
低カロリーの食物							
塩分・塩蔵食品					↑↑		
飲料水中のヒ素				↑↑↑			
マテ茶			↑↑				
糖分を加えた飲料							
アルコール飲料	↑↑↑		↑↑↑				
ベータカロテン				↑↑↑※			
運動							
肥満			↑↑↑			↑↑↑	↑↑
腹部肥満						↑↑	
成人期の体重増加							
授乳（母親）							

※肺がんに対するサプリメントを用いた研究からの知見。
　済陽式のように食事を通してβ-カロテンを摂るには問題ありません。

がんと食べものの関係

がんリスクを左右する食べもの

前ページの表は、世界がん研究基金が7000以上の研究をもとに、食べものやがん予防などについて報告書をまとめ、2007年に発表したものです。とくに現代の日本人に多い大腸がんを見てみると、食物繊維の摂取がリスク軽減にかかわり、肉類の摂取でリスクが高まることがわかります。肉類や脂肪類の過剰摂取は、たんぱく質を分解する胆汁やすい液を多く排出し、大腸壁を荒らすため、大腸がんの原因となります。がんの食事療法で、肉類を厳しく制限するのはこのためです。

同じく、表の塩分・塩蔵食品の項を見てみると、やはり、胃がんのリスクを高めていることがわかります。多量の塩分が胃粘膜を傷つけ、胃がんの原因になるといわれるピロリ菌が増殖しやすい環境をつくるため、リスクが増すと考えられます。野菜や果物の摂取は、とくに消化器系のがんリスク低減に有効性を示しています。

食べもの以外にも潜むがんリスク

リスクを高めるのは、食べものに限ったことではありません。

アルコール飲料が、食道がんや咽頭がんの原因となることは広く知られていますが、この表からも、消化器系をはじめ、乳がんなどのリスクを高めていることが見てとれます。これは、アルコールが消化器の粘膜や肝細胞を傷め、肝臓の免疫細胞の活動を弱めるためと考えられます。

ほかにも、女性の場合は、出産後の授乳で乳がんのリスクが下がるとされています。妊娠・出産時には、女性ホルモンの影響で乳房が発達します。しかし、授乳をせずにいると、ホルモンの機能が上昇した状態が続き、代謝の正常なサイクルが保てなくなります。すると高値のままの女性ホルモンの刺激により、乳がんのリスクを高める要因になるのです。中絶もしかり。また、肥満がさまざまながんに影響を与えることは言うまでもありません。

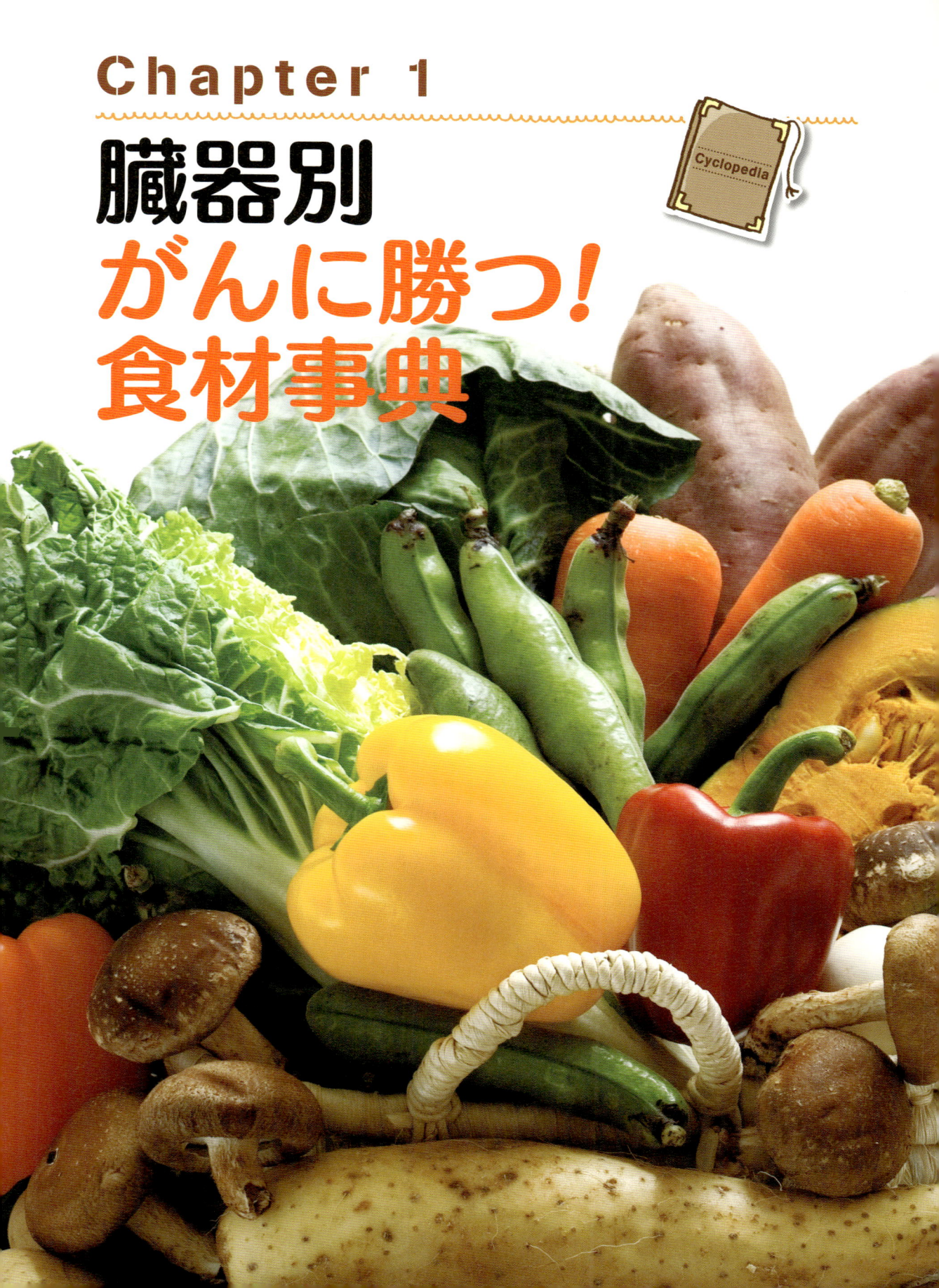

Chapter 1
臓器別 がんに勝つ！食材事典

済陽式食事療法8箇条

① 限りなく減塩を

塩分を摂りすぎると、胃粘膜を傷め、胃がんのリスクが高まります。また、細胞のミネラルバランスがくずれるため、胃がんだけでなく、さまざまながんや生活習慣病の一因となります。料理には、だしや香辛料、酢、レモンなどを活用し、塩分はゼロに近づけましょう。漬け物などの塩蔵品、練り製品やハム、ウインナーなどの加工品も禁止です。

② 動物性たんぱく質 四足歩行の動物を制限

牛・豚・羊などの四足歩行の動物の脂肪を摂りすぎると、がんにかかる危険性が高まることが知られていますが、最近の研究で、動物性たんぱく質もがんのリスクを高めることがわかってきました。がん患者さんは、体質改善が進むまで、四足歩行動物の摂取は一切禁止です。鶏はささみや皮なし胸肉、魚なら新鮮な白身魚か青魚を、いずれも少量にします。

③ 新鮮な無農薬野菜と果物を大量に摂る

野菜や果物には、がんの原因となる活性酸素を除去するポリフェノールやカロテノイド、フラボノイドなどのファイトケミカルが豊富です。また、代謝を高めるビタミン、ミネラル、酵素も多く、野菜・果物の大量摂取は不可欠です。栄養の損失を防ぐため、無農薬か低農薬のものを生で摂取するのが理想です。ジュースは作り置きせず搾り立てを。

④ 胚芽を含む穀物、豆類、芋類を摂る

米や麦の胚芽部分には、ビタミンB群やビタミンE、抗酸化物質のリグナンやフィチン、食物繊維など、がんの改善に有効な栄養素が豊富です。主食は、それらをまるごと摂れる玄米や胚芽米が理想です。また、豆類や芋類もビタミンや食物繊維が多く、とくに大豆には、がん抑制効果のある大豆イソフラボンが含まれているので、毎日摂るようにしましょう。

⑤ 乳酸菌（ヨーグルト）、海藻類、きのこ類を摂る

ヨーグルトには、腸内の善玉菌をふやす働きのある乳酸菌が含まれていて、がんの抑制に効果があります。プレーンヨーグルトを1日に300グラムを目安に摂るようにしましょう。また、海藻類にはフコイダン、きのこ類にはβ-グルカンという免疫賦活物質や食物繊維が豊富に含まれていますので、毎日の食事に積極的に取り入れましょう。

⑥ レモン、はちみつ、ビール酵母を摂る

代謝によってATPというエネルギー物質を産出する体内の仕組みを円滑にするため、クエン酸を多く含むレモンの摂取が欠かせません。良質なはちみつは、ビタミン、ミネラルなどを含み、免疫力をアップします。ビール酵母は、アミノ酸と良質なたんぱく質を補完するために必要です。がん患者さんには「エビオス錠」を朝晩10錠ずつ飲んでもらいます。

⑦ 油はオリーブ油かごま油、菜種油に

大豆油やコーン油、綿実油などの植物油の脂肪酸には、摂りすぎるとがんや生活習慣病の要因になるといわれるリノール酸が多く含まれています。がん患者さんは、これらを避けて、オレイン酸が豊富なオリーブ油やゴマ油、菜種油を使用しましょう。とくにオリーブ油とゴマ油、菜種油は、加熱しても酸化しにくいので、調理に使用するといいでしょう。

⑧ 自然水の摂取、禁酒・禁煙

水分は代謝に不可欠で、がんの食事療法では飲み水の選択も重要です。塩素やフッ素などが添加されている水道水は避け、できるだけ清浄な環境の井戸水やわき水などの自然水か、市販品のナチュラルミネラルウォーターを利用しましょう。お酒は胃壁を傷めるので、症状が改善するまでは禁止です。たばこは、がんに限らず、健康に百害あって一利なし。

積極的に摂り入れて、がん克服を目指す

臓器別！有効な食材

人体の各臓器の解剖学的位置、特徴的機能の観点から、がん臓器の改善に有効と思われる食材を選びだしました。画一的に効果が発現されるわけではありませんが、摂取により、あるいは摂らない（制限する）ことにより、病態の改善が半数以上に認められたものを列挙します。

※これらの大半は、玄米・菜食、および、塩分と動物性脂肪・たんぱくの摂取制限を基盤とした食事による

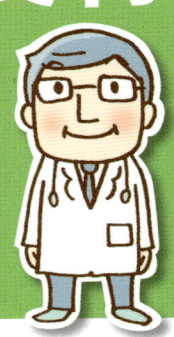

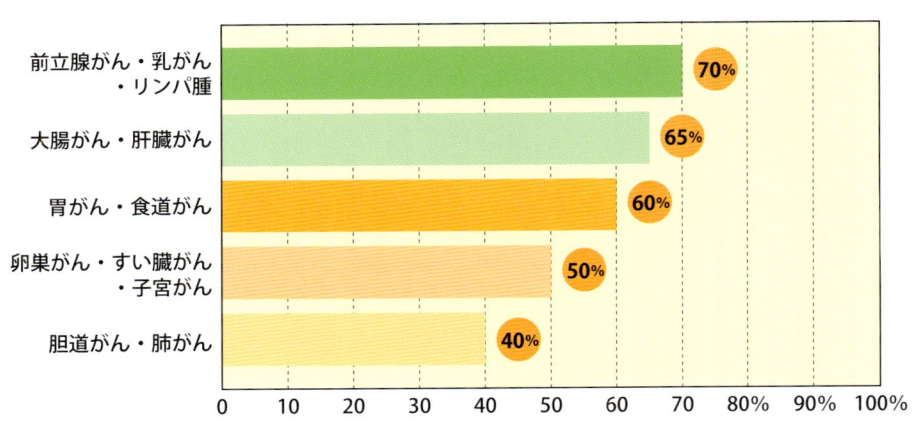

臓器別食事療法の有効性（三大療法と併用）

- 前立腺がん・乳がん・リンパ腫　70%
- 大腸がん・肝臓がん　65%
- 胃がん・食道がん　60%
- 卵巣がん・すい臓がん・子宮がん　50%
- 胆道がん・肺がん　40%

医食同源（いしょくどうげん）・啐啄同機（たくそつどうき）

21世紀を迎え、医療の本質が見直されはじめています。前世紀までは、医療が医療側の論理で進められてきましたが、医療は患者のためのものであり、疾患の改善は自然治癒力、すなわち人体の免疫力にかかっており、手術や投薬などの医療行為は、これを手助けするいち手段にすぎないということが認識されだしているのです。

がん治療においてもしかり。食物となる動植物が自ら備えているポリフェノールや代謝酵素成分を利用することで、人体の回復力、すなわち免疫力を高め、がん病態の改善が得られてきています。患者さんと医療、両者の関係が築けて初めて、がん改善につながるのです。

この項では、各臓器のがん改善にとくに有効と思われる食材を列挙しましたので、食事療法の基本8箇条と合わせて、毎日の食事に取り入れてください。

オレンジ色のβ-カロテンの摂取が治療に有効

白血病

有効な食材

- **青汁**
抗酸化作用の強いビタミンやミネラルが豊富

- **アロエ**
アクロチンAという成分が抗がんに有効

- **じゃがいもすりおろし**
生の搾り汁が白血病細胞の抑制に有効

- **はちみつ（花粉）**
はちみつに含まれる花粉には、免疫力をつくるアミノ酸やビタミン、ミネラルが豊富

- **ウメエキス**
青梅由来のエキスが白血病細胞抑制に有効

- **ニンジン**
β-カロテンが前骨髄球性白血病の治療に有効

理論説明

がん細胞が骨髄や血液中で増殖するがんです。新鮮な野菜・果物の大量ジュースが有効とされ、ビタミン類、ミネラルを十分に補充して卓功を示す症例が多くみられます。

もちろん、近代の白血病への抗がん剤投与は、第一に選択するべきで、小児白血病では、化学療法の奏功率は70％前後となっています。

熊本大学の野原教授の研究成果では、じゃがいもの搾り汁を摂取することが、白血病細胞抑制に有効性が示されています。有効成分は皮などに多く含まれているため、皮つきのじゃがいもすりおろしを勧めています。

ニンジンなどに含まれるβ-カロテンは、抗酸化活性が高く、低分化状態にある白血球細胞の分化を促進させ、成熟した白血球に成長、分化させることにより白血病を改善させます。

はちみつの花粉は免疫原生が高く、リンパ球などの増加に役立ちます。

アロエは、免疫力を高めるのに有効です。アロエウルシンという成分は抗潰瘍性に優れ、アロクチンAという成分は、抗がん作用を発揮します。

また、医療機関の研究では、ウメエキスが白血病細胞抑制に有効とのデータが出ています。

女性ホルモンに似たイソフラボンが効く
前立腺がん

有効な食材

- **豆腐**
  大豆イソフラボンが前立腺がんを抑制

- **トマト**
  リコピンは抗酸化力に優れ、がん予防に効果的

理論説明

ほとんどが男性ホルモンにより増殖し、年齢を重ねるほど発症率が高まるがんです。

家森幸男京都大学名誉教授の研究で、大豆に含まれるポリフェノールの一種であるイソフラボン成分に、前立腺がんを抑える働きがあることが判明しました。

イソフラボンが、性ホルモンの受容体に結合してその働きを阻害するので、大豆製品を食べることにより、前立腺がんの進行が半数以上(豆腐2丁を食べると8割)も抑えられることがわかっています。

大豆は古くから日本人の長寿を支えてきた伝統の食材です。豆をよく食べる地域の人たちが長寿の傾向にあるということも、調査によってわかっています。

トマトのポリフェノール、リコピンが、主に悪玉コレステロールのLDLの酸化を防ぎ、前立腺がんの治療と予防に絶大な効果をもつことは、2001年ハーバード大学とアメリカ国立がん研究所の共同研究で証明されています。あの鮮やかな赤い色がリコピンです。完熟したトマトほど多く含まれており、β-カロテンの2倍もの抗酸化力があることが、ドイツのデュッセルドルフ大学の研究によりわかりました。

毎日トマトジュースを飲み、週2〜3回トマト料理を食べることにより、前立腺がんが5割以上防げるとしています。また、トマトに含まれる豊富なビタミンCは、加熱しても壊れにくいので、煮込み料理にも適しています。

ヨーロッパでは「トマトが赤くなると医者が青くなる」ということわざがあるほど、古来より認められてきた健康食材なのです。

強い抗酸化力を持つプルーンに期待

乳がん

有効な食材

● 豆腐
女性ホルモンに似た働きのイソフラボンが有効

● プルーン
野菜・果物のなかでもっとも抗酸化作用が強い

● 青汁
抗酸化作用の強いビタミンやミネラルが豊富

● 大量のジュース
体内の代謝を正常化し、免疫力を高める

理論説明

プルーンは、アメリカ農務省タフツ大学老化研究センターでの研究の結果、ほかのさまざまな野菜や果物に比べ、もっとも強い抗酸化力があることが証明されています。その数値は、ブドウやイチゴと比較すると、およそ3倍です。

がん食事療法のバイブルであるマックス・ゲルソン著の『がん食事療法全書』には、青汁(Green Leaf Juice)を半年以上飲み続けた4人の乳がん患者のうち、2人が治ってしまった例が紹介されています。

アメリカで出版された『Cancer Battle Plan』では、全身転移の乳がんが、1日14回のジュース(リンゴ、ニンジン、グレープフルーツ、青汁を繰り返し、ほかにビタミンCを摂取)飲用した結果、半年で寛解した例が紹介されています。

また、乳がんは食生活の欧米化によりふえたがんですから、乳がん食生活の欧米化にすることも有効です。スウェーデンの研究では、脂肪とカロリー内容を、わずか10％上げただけで、乳がん再発率が4〜8倍にふえたことを発見しています。

家森幸男京都大学名誉教授は、大豆に含まれる「イソフラボン」成分が、女性ホルモンの受容体に結合するため、乳がん発生を半分以上予防すると力説されています。

また、私が経験した症例では、プルーンエキスを1日100㎖、半年飲み続け(そのほかにも、玄米・菜食の習慣を続けているが)、直径2㎝の乳がん患者の3人が治癒しています。

● 胃壁を荒らす塩分を控え、緑茶で清浄に保つ

胃がん

有効な食材

● 緑茶
強力な抗酸化作用と殺菌作用で胃粘膜を保護

● 玄米
抗酸化成分を含み、クエン酸回路の代謝を活発に

● わさび
辛み成分に殺菌作用があり、胃病改善に有効

● 塩分制限
塩分が胃の粘膜を荒らすため、減塩・無塩食に

理論説明

日本人の胃がんによる死亡者数は、男女ともに第2位です。胃がんの原因は、ピロリ菌（ヘリコバクター・ピロリ）が含む発がん遺伝子（CagA遺伝子）によるとされており、過半の症例が該当しますが、ほかの要因も大いに関与しています。

とくに、塩分摂取は危険因子であり、高塩分食が胃の粘膜を荒らすため、ピロリ菌増殖の温床となって、胃がんの原因となるので、減塩・無塩食が推奨されます。近年、韓国のソウル大学の研究では、胃がんの手術件数が半数に減ったことがわかりました。これは、十数年前に冷蔵庫が広く普及したことにより、塩蔵品が減ったためです。

胃粘膜を清浄に保つ緑茶を飲むことも、胃がん予防には有効です。静岡県立大学の小國伊太郎教授の調査によると、静岡県中根川町では胃がんの発症率が全国平均の半数だったといいます。中根川町はお茶の産地で、1日平均10杯の緑茶を飲むそうです。緑茶にはカテキンなどのポリフェノールが豊富に含まれており、強力な抗酸化作用と殺菌作用で、がんの危険因子を遠ざけ、胃粘膜の保護をしているためと考えられます。

細胞エネルギーであるATPの生産に不可欠なクエン酸回路の代謝を盛んにする玄米も有効です。胃病を患う人には、玄米が苦手な人が多いですが、ビタミンB_1、フィチン酸などの抗酸化成分が豊富なので、玄米主食がお勧めです。

わさびの辛み成分には、殺菌作用や消化を助ける働きなどがあり、胃病の改善に効果があります。

傷つきやすい粘膜をかぼちゃで強化
食道がん

有効な食材

● **緑黄色野菜（とくにかぼちゃ）**
かぼちゃに多く含まれるβ-カロテンが体内でビタミンAに変換され、粘膜の強化に効果を発揮

● **鮭**
アスタキサンチンに強い抗酸化作用がある

● **減塩**
塩分過多が粘膜を荒らすため、減塩が望ましい

● **禁酒・禁煙**
食道壁を荒らす飲酒・喫煙は最大危険因子に

理論説明

食べものが真っ先に通過する食道は、食べものの刺激を受けやすく、粘膜に細菌や毒性物質が直接作用してしまいます。

そこで、粘膜を保護するために、かぼちゃが有効となります。かぼちゃに多く含まれるβ-カロテンは、体内でビタミンAに変化し、目の働きや粘膜を強化します。

強力な抗酸化物質、アスタキサンチンを含む鮭も効果的です。鮭の身は赤い色をしていますが、本来は白身魚です。その赤い色に強い抗酸化作用が含まれているのです。私の患者さんのなかに、アラスカンサーモンを少量ずつ摂取し、半年で食道がんが完治した方がいらっしゃいます。

飲酒と喫煙は、食道がんの最大の危険因子となります。大量飲酒かつ喫煙家の人の食道がん罹患率は、禁酒・禁煙の人の14倍といわれています。

私の恩師である中山恒明教授は、食道がんの権威で、食道がん患者を多数受け持った経験から、ブランデーなどのアルコールに、たばこのニコチンなどが溶け合ったものが食道壁を荒らしている症例が多かったといいます。と同時に、粘膜の正常化や免疫能向上のための野菜・果物の摂取が威力を発揮し、がんの改善がみられた例も比較的多く経験しているそうです。

また、厚生労働省研究班が行った統計調査では、野菜や果物をたくさん食べる人は、食道がんになるリスクが低いことがわかっています。

食べもので腸内環境を健全に保つのが鍵
大腸がん

🍴 有効な食材

● **野菜・果物（とくにりんご、いちじく）**
りんごやいちじくには、腸内の乳酸菌をふやして、有害物質を排除する食物繊維「ペクチン」が豊富

● **トマト**
抗酸化作用の強いリコピンが大腸がんを抑制

● **ヨーグルト**
血中リンパ球を増加させ、免疫能を向上させる

● **海藻類**
フコイダンとアルギン酸ががんの退縮に有効

📖 理論説明

食生活の欧米化によりふえたがん。アメリカのデータでは、毎日肉食する人の大腸がん発生率は、週に1回肉食する人の2倍みられています。これは、動物性たんぱく質・脂肪を多食することで、肝細胞代謝が過剰となり、たんぱく合成過程で高まった酵素活性により、発がん因子を組み込むミスマッチが増加し、消化のための胆汁や膵液の分泌が過剰となるためで、これらが大腸粘膜を荒らして発がんさせると考えられています。また、デザイナーフーズ計画では、食事により70％の大腸がんが改善するというデータもあります。

腸内の細菌をヨーグルト摂取で、乳酸菌などの善玉菌優位にすることにより、血中リンパ球などを増加させて免疫能を向上させるほか、悪玉菌繁殖を妨げ、毒性物質（解毒されたグルクロン酸結合物質を再び有毒化する）の産生を防ぐため、がんの発生を抑えることが可能となります。

りんごやいちじくには、食物繊維のペクチンが豊富に含まれており、これらを摂取することがスムーズな排便を促すため、がん予防に役立ちます。

秋田大学医療技術短期大学部の成澤冨雄教授らの研究で、トマトのリコピンが大腸がんの発生を抑える力があることがわかっています。

また、海藻類に含まれるヌメリ成分、フコイダンとアルギン酸は、細胞からインターフェロンをつくり出し、免疫力を高めて、がんや傷んだ細胞を自己融解（アポトーシス）する作用があります。

抗酸化作用の強い野菜・果物が効く
肝臓がん

有効な食材

- **野菜**（とくに**小松菜、にんにく**）
小松菜のスープに含まれるグルタチオン、にんにくのアリシンの強い抗酸化作用が有効

- **果物**（とくに**レモン**）
抗酸化力が高く、がん予防・改善に効果的

- **しじみ**
タウリンが血流をよくし、肝臓の代謝を改善

理論説明

肝細胞がんは、主にB型やC型肝炎ウイルスの影響により発生します。この抑制にはインターフェロンなどの薬剤が有効であるほか、抗酸化物の新鮮な野菜も有効です。これらの摂取によって、肝炎ウイルスの活動を抑止し、肝臓がんの予防や改善がみられだしています。私自身、肝炎ウイルス量が激減して、肝硬変の劇的改善をみた症例も経験しています。

ドイツのチューリンゲン大学では、小松菜のスープに大量に含まれる、細胞組織の酸化を防止するグルタチオンを投与した治験で、6人の肝臓がん患者で改善をみていると報告しています。

肝臓がんには、大量ジュースと塩分の制限、動物性たんぱく質・脂肪の制限、胚芽の摂取という、ゲルソン療法も効果を発揮します。マックス・ゲルソン博士の娘のシャーロット・ゲルソンの著書では、大量の動物性の高タンパク食を摂っていた40代の男性が、左右の肝臓に多発性肝臓がんを患い、化学療法やホルモン療法でも改善せずにいたが、8カ月ゲルソン療法を続けた結果、治癒したという例も紹介されています。

アメリカのタフツ大学では、がんの予防に効果を発揮する抗酸化力が高い食品11種類をリストアップしていますが、そのなかにレモンもふくまれています。

しじみは古くから肝臓の病気に効く食品として親しまれています。弘前大学のマウスを使った実験では、しじみの成分が免疫細胞のマクロファージを活性化させることがわかっています。

クエン酸代謝に役立つレモン摂取が奏功
すい臓がん

有効な食材

● **レモン**
細胞エネルギーを生むクエン酸代謝を活性化

● **大根**
イソチオシアネートやリグニンががんを抑制

● **はちみつ**
免疫力を高め、細胞エネルギー産出に役立つ

理論説明

もっとも治療が困難ながんであり、各種治療成績も低いのがすい臓がんです（5年生存率が2～3割程度）。

レモンを大量（1日3～6個）摂取する人に改善傾向が認められており、昔から必須の食物と考えられています。これは、細胞エネルギーを生むクエン酸代謝に役立つクエン酸や、強い抗酸化ポリフェノールであるエリオシトリン、ビタミンCなどを含むからです。

古代ローマ時代のコロセウムで、毒蛇と戦った戦闘士のうち、直前にレモン汁を飲んだ者だけが助かったことから、レモンはもっとも強力な毒消しであるとされてきたのです。

大根には、ジアスターゼやオキシターゼ、グリコシターゼなどの消化酵素に富んでいます。これらは、でんぷんを分解するだけでなく、たんぱく質や脂肪の分解酵素も豊富に含んでおり、食物の消化を助けます。また、強力な解毒作用も抗がんに奏功を示しています。

大根に含まれる特有の辛み成分であるイソチオシアネートには、強い抗酸化作用があり、がん抑制効果が認められています。食物繊維のリグニンにも発がんを抑制する働きがあります。ほかにも、抗酸化作用のあるビタミンCが豊富で、活性酸素の除去する効果を高めるほか、毛細血管の強化にも働きます。さらに、抗菌作用や抗炎症作用もあります。

はちみつの各種有機酸（グルコン酸やリンゴ酸、コハク酸など）も、細胞エネルギーの生産に役立ち、がんの予防や改善の一助となっています。

アリシン属の野菜に肺がん抑制効果が

肺がん

🍴 有効な食材

- **らっきょう**
  強い抗酸化力のあるイソクリエチゲニンが有効

- **かぼちゃ**
  β-カロテンが豊富で、粘膜を防護する

- **緑茶**
  カテキンには強力な抗酸化作用と殺菌作用が

- **禁煙**
  ニコチンやタールが発がんの要因に

📖 理論説明

20世紀後半、全世界で急増したのが肺がんです。その要因には、喫煙や大気汚染、車の排気ガスなどが挙げられます。これらにより、気管支粘膜が傷み発生することが多い肺がんですが、腺がんなども含みます。禁煙は予防の絶対条件です。

食べものでは、硫黄成分を含み、強い臭いを放つアリシン（アリウム）属の野菜が肺がんには有効です。なかでもにんにくは、数々の研究・実験が進められ、その有効性が明らかになっています。らっきょうの効能は、明治薬科大学の奥山徹教授らの肺がん抑制実験で証明されています。1日あたり5粒程度を目安に食べるのがお勧めです。ただし、必ず塩出しすること。

かぼちゃに大量に含まれるβ-カロテンは、体内で必要に応じてビタミンAに変化します。ビタミンAは、皮膚や粘膜の防護力に優れるため、肺がんや食道がんの予防や改善に効果が認められています。また、かぼちゃは食物繊維も多く含んでいて、がん予防に効果を発揮するとともに、血清コレステロールの低下、動脈硬化や高血圧を予防します。ほかにも、カリウムが多く、高血圧の予防に有効です。

原発性肺がんとは異なりますが、埼玉県立がんセンターの東先生らの研究によると、乳がんからの再発をきたした転移性肺がんのデータでは、乳がんの治療後に肺転移・再発をした患者さんのうち、緑茶を1日5杯以上飲用した人は16.7%、1日4杯以下しか飲用しない人は24%でした。

汚染のない無農薬の食材が有望

卵巣がん

🍴 有効な食材

● **無農薬か低農薬の野菜・果物**

野菜や果物の残留農薬が体内に蓄積し、卵巣がんのリスクを高めているという見解から、無農薬、もしくは低農薬食材が推奨される

📖 理論説明

欧米では、卵巣がんの原因として、農薬が多分に関与している知見が得られ、無農薬野菜の摂取が推奨されています。

『未来の食卓』というフランスのドキュメンタリー映画では、学校給食での無農薬・有機栽培食材の使用が推進されています。大人においては、無農薬食材の摂取が卵巣がんや不妊症の改善に有望と結論づけています。

また、アメリカ・カリフォルニア州のロマリンダ地区（セブンスデイ アドベンティスト教会派の町）は、動物性脂肪・タンパク質を控えて、野菜・果物を豊富に摂る穀菜食生活様式ですが、卵巣がんや子宮がんの罹患率が、全米平均の半分以下となっています。

卵巣がんは発症しても自覚症状が少ないため、そのほとんどが進行・転移してから発見されることになります。婦人科系のがんのなかでは、もっとも予後がよくないといわれています。

卵巣がんの真の原因は、未だはっきりと解明されていませんが、出産経験のない女性がかかりやすいといわれています。婦人科疾患として、多嚢胞性卵巣症候群や子宮内膜症などがリスク要因ではないかとの見解もあります。

ほかには、食習慣や肥満、環境汚染、喫煙、女性ホルモンのバランスが、発がんに関係しているのではないかと考えられています。

現在のところ、発がんの要因や有効な食材の解明は進んでいないと言わざるを得ないのです。しかしながら、私が診た患者さんのなかには、徹底的な食事療法で卵巣がんを克服した方もいらっしゃいます。有効な食材について研究を深めることが、今後の私の課題と言えそうです。

青汁で傷ついた細胞を修復
悪性リンパ腫

有効な食材

● 青汁
抗酸化作用の強いビタミンやミネラルが豊富

● レモン
細胞エネルギーを生むクエン酸代謝を活性化

理論説明

疲労とよく似た自覚症状のため、発見が遅れやすいのが悪性リンパ腫です。

血液のがんであるリンパ腫は、傷ついた遺伝子の修復に有用とされる新鮮な野菜・果物の大量ジュースが有効で、私の経験でも9例のうち7例で改善をみています。なかでも、青汁はビタミンやミネラル、ポリフェノールなどの抗酸化物質を多く含んでおり、免疫能の向上に役立ちます。

もちろん、玄米・菜食、塩分や動物性たんぱく質・脂肪の制限が原則で、ほかに、レモンの大量摂取（1日2〜5個）、はちみつなども有効です。

アメリカ版『がん勝利者25人の証言』にも、大量ジュースの有効例が紹介されており、りんごやじゃがいも、アーモンド、ごまの摂取も有効としています。

強力な抗酸化作用を持つレモンを大量に摂ることは、がん予防・改善はもちろん、健康維持のためにも貢献します。実際、103歳までご存命だった料理研究家・飯田深雪さんや96歳で亡くなった美容研究家のメイ牛山さんなど、長寿で活躍された方の多くが、レモン果汁を愛飲していました。甲田療法の甲田光雄先生も1日1個分のレモン果汁を摂ることを勧めています。

ゲルソン療法の生みの親、マックス・ゲルソン博士の娘で、ゲルソン療法の継承者でもあるシャルロッテ・ゲルソンの著書には、食事療法で多くのリンパ腫患者が治癒したとして、非ホジキンリンパ腫6例、リンパ腫では3例を紹介しています。

また、昨年公開のドキュメンタリー映画『FOODMATTERS（フードマターズ）』でも、巨大なリンパ腫が、食事療法によって3ヵ月できれいに消失した映像が収められています。

がん予防に効く有効な栄養素と食材

健康を保つための重要な栄養成分

たんぱく質、炭水化物、脂質、ビタミン、ミネラルは、人体の基盤となる必要不可欠な栄養成分で、5大栄養素といわれています。食物繊維は、消化管運動促進に役立つ、第6の栄養素としての概念が確立されています。それに加え、1980年代以降、新たに第7の栄養成分といわれる「ファイトケミカル」が登場しました。

ファイトケミカルは、植物由来の抗酸化物質で、野菜や果物、豆類などに含まれ、体内で抗酸化力を発揮し、活性酸素の攻撃から細胞を守る働きをするため、がんや生活習慣病の予防などに有効です。前記の栄養素のように、摂取量が少なくても欠乏症を引き起こすことはありませんが、健康維持のためには必要な成分です。

具体的には、β-カロテンやリコピン、アントシアニンなどがファイトケミカルの一種です。食事療法でも大いに活用します。

有効成分を科学的に解明

アメリカでがんによる死亡者の増加が深刻になった1990年、アメリカのがん国立研究所が中心となり、がん予防に効果のある植物性食品を対象に研究する「デザイナーフーズ・プロジェクト」が立ち上がりました。そして、がん抑制の重要度が高い順にグループ分けした「デザイナーフーズ・ピラミッド」を発表したのです。ピラミッドの上段にあるほど、がん予防の効果が高い食品となります。

食事療法では、抗酸化物質やビタミンを多く取り入れることで、代謝を改善し、リンパ球や白血球を活性化させることにより、免疫能を上げることを目指します。

しかし、栄養に優れているからといって、デザイナーフーズ・ピラミッド上段の食材ばかりを大量に摂っても効果は望めません。いろいろな食品からバランスよく摂取することが大切なのです。

がん予防の効果がある食品ピラミッド

高 ↑ 重要度の度合い

にんにく、
キャベツ、
甘草、
大豆、しょうが
セリ科の野菜
（にんじん、セロリ、
パースニップ）

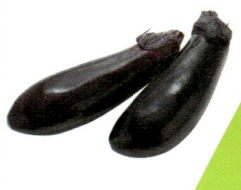

玉ねぎ、茶、ターメリック（うこん）
全粒小麦、亜麻、玄米
柑橘類
（オレンジ、レモン、グレープフルーツ）
なす科の野菜
（トマト、なす、ピーマン）
アブラナ科の野菜
（ブロッコリー、カリフラワー、芽キャベツ）

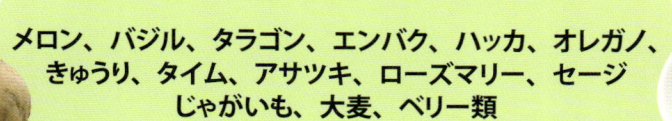

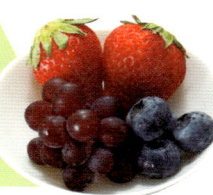

メロン、バジル、タラゴン、エンバク、ハッカ、オレガノ、
きゅうり、タイム、アサツキ、ローズマリー、セージ
じゃがいも、大麦、ベリー類

白血球数を増やす野菜
①にんにく　②しその葉　③しょうが　④キャベツ

サイトカイン分泌能力のある野菜
①キャベツ　②なす　③大根　④ほうれん草　⑤きゅうり

サイトカイン分泌能力のある果物
①バナナ　②スイカ　③パイナップル　④ぶどう　⑤なし

デザイナーズフードリスト（がん予防の可能性のある食品）アメリカ国立がん研究所発表

にんにく
ニオイの正体アリシンの強力な殺菌作用が抗がんに有効

がんに効く栄養成分
- アリシン
- セレン
- テルペン
- 食物繊維

がんに効果的な栄養素を逃がさない 調理法

Point 1 生のまま刻むか、すりおろして使う。

Point 2 長時間加熱すると、効能がなくなる。

Point 3 ビタミンB_1と組み合わせると、疲労回復に効果を発揮。

がんに効果的な栄養素を逃がさない 保存法

Point 1 ネットなどに入れ、風通しのいい場所に吊るす。

Point 2 長期保存する場合は、ネットのまま新聞紙に包んで冷蔵保存。

Point 3 皮をむいて、1片ずつラップに包み冷凍保存。

栄養と薬効

デザイナーフーズ・ピラミッドの最上段に位置するのがにんにくです。にんにくの薬効については、各国でさまざまな調査・研究がなされ、その有効性はすでに証明されています。たとえば、1998年にアメリカと中国山東省が共同で行った調査では、中国のにんにくを多く食べる地域は、あまり食べない地域に比べて、胃がんの発生率が半分だったことがわかっています。イタリアでも同じような調査結果が出ているほか、アメリカで行われた調査でも、にんにくを週一回以上食べている人は、まったく食べない人に比べて、大腸がんにかかるリスクが約半分に抑えられていることがわかりました。

がんに有効な栄養素として注目すべきは、アリシンです。特有の臭いのもととなるアリシンには強い殺菌作用があり、がんの発生を予防します。アリシンが分解される過程でできる含硫アミノ酸にも、体内の発がん性物質を除去する働きがあります。また、アリシンを加熱すると生成されるアホエンには、血液サラサラ効果が。

さらに、アリシンはビタミンB_1と結合するとアリチアミンという物質に変化します。そして、クエン酸回路を活性化し、大量のエネルギーを発生させるので、疲労回復に効果を発揮します。

にんにくには、アリシンのほかにも多くのイオウ化合物が含まれていて、発がん物質を体の外に排出してくれる解毒作用を促進する働きを持つものもあります。

また、ミネラル成分であるセレンは、その抗酸化作用で細胞組織の酸化を防ぎ、がんを抑制します。

β-カロテンががんのもとになる活性酸素を抑制
にんじん

がんに効果的な栄養素を逃がさない 🍲 調理法

Point 1 皮の近くに栄養素が含まれているため、皮つきのまま調理。

Point 2 ビタミンC補給に、酢やレモン汁の入ったドレッシングを。

Point 3 ごま油やオリーブ油を使うとβ-カロテンの吸収率が高まる。

がんに効果的な栄養素を逃がさない 🗄 保存法

Point 1 水気を拭き取りビニール袋に入れ、立てた状態で野菜室へ。

Point 2 使いかけのにんじんはラップで包み、冷蔵庫の野菜室で保存。

Point 3 乾燥に弱く、黒ずみやすいので夏場はビニール袋に入れ冷蔵。

がんに効く栄養成分
- β-カロテン
- ビタミンC
- ビタミンE
- カリウム
- 食物繊維

栄養と薬効

にんじんはデザイナーフーズ・ピラミッドの最上位にランクされる緑黄色野菜のひとつで、鮮やかなオレンジ色は、豊富に含まれるβ-カロテンがもとになっています。その含有量は、100gあたり7300μgと、ほかの緑黄色野菜に比べ、群を抜いています。

β-カロテンは、体内に入ると必要に応じてビタミンAに変わり、がんのもととなる活性酸素を抑制したり、体の抵抗力を高める働きをし、がんや生活習慣病を予防します。また、造血作用や粘膜を丈夫にする働きもあります。

ただし、β-カロテンだけを大量に摂取しても効果はなく、ほかのさまざまなビタミンやミネラル類などとともに摂取することが大切です。

また、にんじんには、β-カロテンとともにがん撃退に働くビタミンCとビタミンEも多く含まれているほか、体内の余分な塩分を排出し、血圧を下げるカリウムや、腸の調子を整え、大腸がんを予防する食物繊維も豊富です。

食事療法では、にんじんの役割は重要です。毎日にんじんジュースを飲んでいる人は、飲まない人に比べて、がんの発生率が少ないという報告もあります。ゲルソン療法や星野式ゲルソン療法でも、にんじんジュースは欠かせません。ジュースにした場合は、食物繊維が搾りかすとして残ってしまうので、搾りかすも調理に利用しましょう。

ビタミンCで抗がん、クエン酸で免疫力を高める
レモン（柑橘類）

がんに効く栄養成分
- ビタミンC
- クエン酸
- フラボノイド
- テルペン

がんに効果的な栄養素を逃がさない
🍳 調理法

Point 1 ビタミンCの損失を防ぐため、生のままで食べる。

Point 2 酸化を防ぐため、絞って使うときは、使う直前に。

Point 3 酸味をうまく利用して調理すると、減塩にもつながる。

がんに効果的な栄養素を逃がさない
🥡 保存法

Point 1 ビニール袋に入れ、冷蔵庫で保存。

Point 2 切ったレモンは、ラップをして冷蔵庫で保存。

Point 3 くし切りやスライスにし、密閉容器に入れて冷凍保存。

栄養と薬効

強い抗酸化作用を持つレモンやグレープフルーツ、ミカンなどの柑橘類は、がん予防に効果的です。柑橘類に含まれるビタミンCやクエン酸が、抗がんに力を発揮します。済陽式食事療法で、1日2個のレモンを摂るよう勧めているのもこのためです。

とくにレモンにはビタミンCが豊富です。ビタミンCは、免疫力を高めるほか、発がん物質を抑えます。

クエン酸は酸味の成分で、免疫力をアップし、疲労回復効果があります。クエン酸は、人の体に備わった疲労回復機能であるクエン酸回路を円滑に機能させるために欠かせない成分です。

体内で分解された栄養素は、細胞内にあるミトコンドリアで代謝され、エネルギーとなりますが、そのときに余った「燃えカス」がたまると、疲労の原因となる酸性物質に変化します。クエン酸は、この酸性物質と結合して、いろいろな酸に変化をしながら、酸性物質を分解し、ATPというエネルギーに変えていくのです。そして、最後には再びクエン酸に戻りますが、このときには酸性物質が減少しているので、疲れがとれるというわけです。

ATPが不十分だと、細胞内のミネラルバランスが崩れ、細胞ががん化するのではないかという学説もありますから、クエン酸回路を円滑にするためにも、クエン酸を含んだ柑橘類は積極的に摂取したいものです。

また、レモンの皮に多く含まれているエリオシトリンというレモンポリフェノールにも、強力な抗酸化作用があります。

イソフラボンが乳がんや前立腺がんに有効
大豆・大豆加工品

がんに効果的な栄養素を逃がさない 調理法

Point 1 生の大豆は消化がよくないので、しっかり加熱する。

Point 2 動物性たんぱく質との組み合わで、良質なたんぱく質に。

Point 3 納豆の酵素は熱を加えると消えるので、加熱しない。

がんに効果的な栄養素を逃がさない 保存法

Point 1 乾燥した大豆は、びんなどに入れて湿気の少ない冷暗所に。

Point 2 豆腐や納豆は冷蔵庫で保存し、賞味期限内に食べきる。

Point 3 多く買いすぎた納豆は、購入後すぐに冷凍保存。

がんに効く栄養成分
- 大豆イソフラボン
- サポニン
- 食物繊維
- ビタミンE
- ビタミンB群

栄養と薬効

「畑の肉」と呼ばれるほど栄養価の高い大豆は、デザイナーフーズ・ピラミッドでも最上段に位置しています。

豊富な栄養素のなかでも、とくに大豆イソフラボンは、ホルモンの作用を抑制する働きがあり、前立腺がんや乳がんなど、ホルモン異常が関係したがんの予防に有効だということが、京都大学名誉教授・家森幸男先生の研究で明らかになりました。

大豆イソフラボンは、女性ホルモンのエストロゲンや、男性ホルモンのアンドロゲンとよく似た構造をしています。そのため、乳がんや前立腺がんが増殖しようとするときに必要なエストロゲンやアンドロゲンの代わりとなって、がん細胞の受容器に結合してしまうので、がんが増殖できなくなるのです。

さらに、大豆には強い抗酸化作用を持つ大豆サポニンも含まれています。大豆サポニンは、代謝を促進し、免疫力を高めて、細胞の突然変異を防ぐので、がんの予防に効果的です。また、がんだけでなく、動脈硬化や肝機能障害など、さまざまな病気の改善や予防にも有効です。

大豆を主原料とした豆腐も、大豆とほぼ同等の栄養成分を含んでいますが、大豆よりも消化吸収率が高いのが特徴です。

大豆を発酵させた納豆は、ビタミンB群などの栄養成分が、大豆のおよそ2倍にアップしています。そして、納豆菌がつくる酵素、ナットウキナーゼは、血栓を溶かす働きで、血液をサラサラにします。また、納豆菌には強力な抗酸化作用や殺菌作用もあります。

β-カロテンの抗酸化作用ががん予防に効果的
セロリ

がんに効果的な栄養素を逃さない 調理法
Point　新鮮なものを選び、できるだけ皮をむかずに使用。カリウムの損失を避けるためには生食で。

がんに効果的な栄養素を逃さない 保存法
Point　葉と茎に切り分け、それぞれラップをしてから、冷蔵庫の野菜室で、立てた状態で保存。

がんに効く栄養成分
- β-カロテン
- ピラジン
- アピイン
- ビタミンC
- カリウム

栄養と薬効

β-カロテンやビタミンC、ミネラル類をまんべんなく含んだ野菜です。なかでも抗酸化作用を持つβ-カロテンや、発がん物質を抑える働きのあるビタミンCが、がんの予防に効果的です。また、独特の香りはフラボノイドの一種のアピインによるもので、頭痛やイライラを抑える働きがあります。ほかにも、血圧を下げるカリウムや血栓予防に効果があるピラジンも豊富です。葉の部分は捨ててしまいがちですが、葉にもβ-カロテンやビタミン類が含まれているので、捨てずに活用しましょう。

辛み成分のショウガオールとジンゲロンが発がんを抑制
しょうが

がんに効果的な栄養素を逃さない 調理法
Point　空気に触れると薬効が減少するので、使う直前にすりおろす。

がんに効果的な栄養素を逃さない 保存法
Point　しめらせた新聞で包み、冷蔵庫で保存。

がんに効く栄養成分
- ショウガオール
- ジンゲロン

栄養と薬効

しょうがには、優れた薬効がさまざまあります。辛みの成分であるショウガオールやジンゲロンが持つ抗炎症作用は、発がん物質の合成を阻害して、がんを抑制します。鎮静作用にも優れ、炎症や痛みをすばやく鎮めてくれます。また、強い抗酸化作用もDNAの損傷を妨げ、がんを予防します。さらに、たんぱく質を分解する消化酵素、ジンジベインは健胃効果が期待できます。そのほか、抗菌・殺菌作用や、発汗・解熱作用、アレルギー症状の緩和、血圧を下げる作用などの薬効が確認されています。

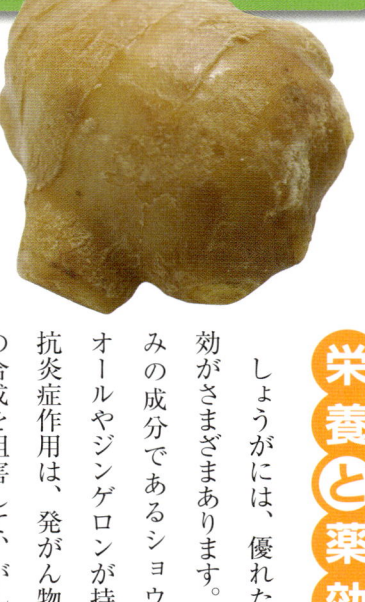

硫化アリルが免疫力を高め、がんの発生を防ぐ
たまねぎ・ねぎ

がんに効く栄養成分
- アリシン（たまねぎ、ねぎ）
- ケルセチン（たまねぎ）
- ケンフェロール（たまねぎ）
- β-カロテン（ねぎ）
- ビタミンC（ねぎ）

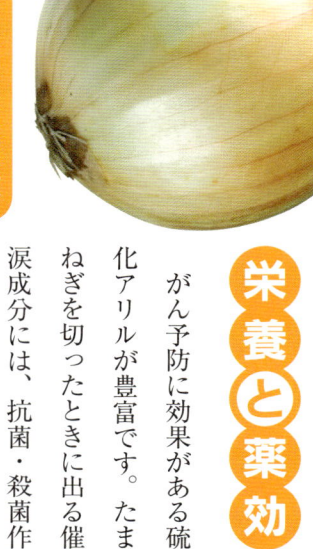

がんに効果的な栄養素を逃がさない 調理法
Point アリシンを摂りたいときは、生のまま食べる。

がんに効果的な栄養素を逃がさない 保存法
Point たまねぎは風通しのいい場所で、ねぎは根を切り、野菜室で保存。

栄養と薬効

がん予防に効果がある硫化アリルが豊富です。たまねぎを切ったときに出る催涙成分には、抗菌・殺菌作用があり、血液をサラサラにしてくれます。また、悪玉コレステロールの酸化を防ぎ、心臓病の予防に効果的とされるフラボノイド類のケルセチンやケンフェロールも多く含まれています。根深ねぎ（長ねぎ）にもたまねぎと同じく、硫化アリルが含まれています。ねぎの白い部分にはビタミンCが、葉の緑の部分にはβ-カロテンやビタミンCが豊富です。血行をよくして、体を温める作用もあります。

クルクミンが活性酸素を除去し、がんを予防
うこん

がんに効く栄養成分
- クルクミン
- テルペン
- ビタミンC
- カリウム

がんに効果的な栄養素を逃がさない 調理法
Point クルクミンは水に溶けにくい。湯で溶いたうこん茶がお勧め。

がんに効果的な栄養素を逃がさない 保存法
Point しめらせた新聞で包み、冷蔵庫で保存。

栄養と薬効

うこんは、カレーなどに使われるターメリックのことです。黄色い色素はクルクミンという成分で、体内に入ると、テトラヒドロクルクミンという、さらに強力な抗酸化作用を持つ物質に変化し活性酸素を除去、がん予防に力を発揮します。また、悪玉コレステロールが酸化して血管に付着するのを防いだり、すでに付着してしまったものを除去する働きがあるので、動脈硬化や心筋梗塞などの予防にも効果的です。ほかにも、肝機能の強化、大腸がんや皮膚がん、肺がんなどの予防にも期待ができます。

フィチン酸が細胞の酸化を防ぎ、がんを回避
玄米

がんに効く栄養成分
- フィチン酸
- ビタミンE
- セレン
- 食物繊維
- ビタミンB群

がんに効果的な栄養素を逃がさない 調理法
Point ビタミンEと組み合わせると、セレンの抗酸化力がアップ。

がんに効果的な栄養素を逃がさない 保存法
Point 直射日光を避け、できるだけ涼しい場所で保存。

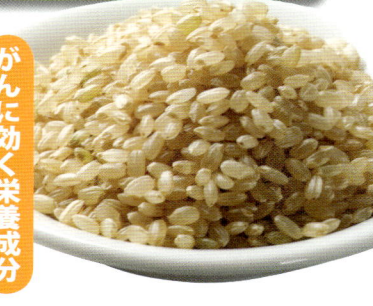

栄養と薬効

「ぬか」や「胚芽」部分に、ビタミンB群や抗酸化作用のあるビタミンE、食物繊維が多く含まれています。がんや生活習慣病を防ぐフィチン酸もこの部分に。

また、フィチン酸には、発がん物質などの有害物質を体の外に排出してくれる作用もあります。やはり抗酸化作用のあるセレンは、ビタミンEが豊富な食材と食べ合わせれば、さらにその効果がアップします。ただし、玄米はかたく消化がよくないので、よく噛んで食べること。がん予防には、1日1食、または週に2～3回を玄米食にしましょう。

渋みのもと、カテキンの抗酸化作用ががん予防に効く
緑茶

がんに効く栄養成分
- カテキン
- クロロフィル
- β-カロテン
- ビタミンE
- 食物繊維

がんに効果的な栄養素を逃がさない 調理法
Point 緑茶葉を粉末にして飲むと、β-カロテンを効率よく摂取できる。

がんに効果的な栄養素を逃がさない 保存法
Point 冷暗所に置き、湿気が入らないようにして保存。

栄養と薬効

お茶の渋みのもとであるカテキンには、強い抗酸化作用や殺菌作用があります。緑茶の緑色の色素、クロロフィルにもまた、強い抗酸化作用があります。ほかにもビタミンCやビタミンE、カロテンも豊富で、がん予防に有効です。緑茶のビタミンCには、ビタミンEの抗酸化作用を高める働きがあるので、ビタミンEが豊富なかぼちゃなどと一緒に摂ると効果が増します。茶葉は1回ごとに取り替え、残った茶葉は直後におひたしや炒め物などに利用し食べると、有効成分を余すことなく取り入れられます。

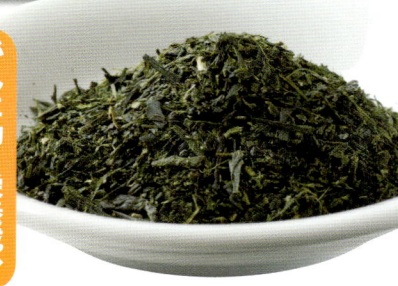

豊富なビタミンCで発がん物質を抑制
じゃがいも

がんに効く栄養成分
- ケルセチン
- ビタミンC
- カリウム

がんに効果的な栄養素を逃がさない 調理法
Point　ビタミンCやカリウムを摂るために、煮汁ごと食べられる調理を。

がんに効果的な栄養素を逃がさない 保存法
Point　常温で、風通しのいい冷暗所に置く。

栄養と薬効

じゃがいもの主な成分はでんぷんです。ローカロリーですが、抗がん作用の高いビタミンCや塩分を排出し血圧を下げるカリウムなどが多く含まれた健康野菜です。豊富なビタミンCは、でんぷん質に守られているので、加熱による損失が少なく、効率よく摂れるのが利点です。フラボノール類のケルセチンには、活性酸素を取り除くほか、悪玉コレステロールの酸化を防ぎ、動脈硬化の予防にも効果を発揮します。皮に多く含まれるクロロゲン酸も抗酸化物質で、活性酸素の発生を抑え、がんを予防します。

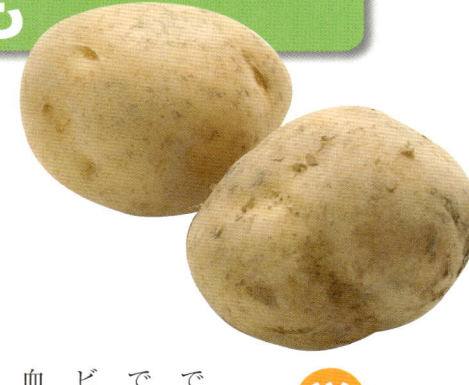

ビタミンCとネバネバ成分で免疫力をアップ
れんこん

がんに効く栄養成分
- ビタミンC
- タンニン
- 食物繊維

がんに効果的な栄養素を逃がさない 調理法
Point　ビタミンCは熱に弱いので、短時間での調理がお勧め。

がんに効果的な栄養素を逃がさない 保存法
Point　穴に空気が通らないようラップで包み、冷蔵庫で保存。

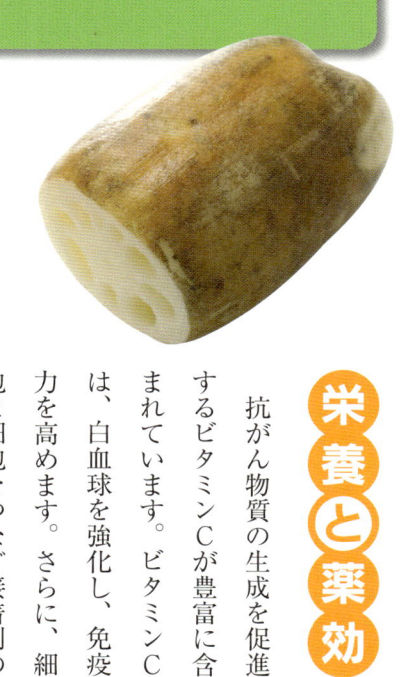

栄養と薬効

抗がん物質の生成を促進するビタミンCが豊富に含まれています。ビタミンCは、白血球を強化し、免疫力を高めます。さらに、細胞と細胞をつなぐ接着剤のような役割をするコラーゲンの生成を促し、粘膜を丈夫にする働きがあります。ほかにも、肝機能を助けるビタミンB$_{12}$や食物繊維も多く含まれています。れんこんを切ったときのヌルヌルはムチンによるもので、たんぱく質の消化を促進し、胃潰瘍や胃炎の予防にも効果があるほか、病中病後の体力回復や体力アップに役立ちます。

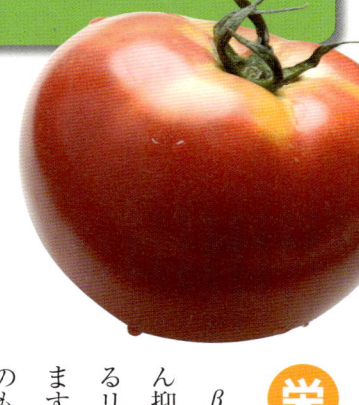

豊富な食物繊維が大腸がんの予防に
ごぼう

がんに効く栄養成分
- ポリフェノール
- セレン
- イヌリン
- リグニン

がんに効果的な栄養素を逃がさない 調理法
Point 長時間水にさらすとポリフェノールが流出するので注意。

がんに効果的な栄養素を逃がさない 保存法
Point 泥つきは、新聞紙に包み冷暗所へ。洗ったものは、冷蔵庫で保存。

栄養と薬効

食物繊維が豊富で、その多くは、消化吸収されない成分のため、整腸に効果があります。なかでも、リグニンは大腸でまったく消化吸収されず、食べたもののかさを増し、腸のぜん動運動を活発にするため、自然な便通を促します。便通がよくなれば、腸内の発がん物質の停滞時間も短くなり、大腸がんの予防につながります。コレステロールなども減らすため、生活習慣病も予防します。また、ごぼうにだけ多く含まれる多糖類のイヌリンは、白血球を中心とした免疫能を活性化させ、発がんを抑制します。

リコピンは活性酸素除去力がもっとも強い！
トマト

がんに効く栄養成分
- リコピン
- β-カロテン
- ビタミンC
- ビタミンE

がんに効果的な栄養素を逃がさない 調理法
Point 皮にも栄養素が含まれているので、できるだけ皮のまま調理。

がんに効果的な栄養素を逃がさない 保存法
Point 熟したトマトはビニール袋に入れ、ヘタを下にして冷蔵庫で保存。

栄養と薬効

β-カロテンよりも強いがん抑制効果があるといわれるリコピンを多く含んでいます。リコピンは赤い色素のもとで、強い抗酸化力があり、活性酸素を除去する力はβ-カロテンの2倍といわれています。さらに、ビタミンCやビタミンE、ルテインなどの抗酸化物質も含まれており、これらの相乗効果によって、高い抗がん作用が期待できるのです。リコピンは、ジュースやペースト状のもので摂取すると効率よく吸収できます。また、玄米や大豆、たまねぎなどとの組み合わせで、抗がん効果がアップします。

42

なす

紫色の色素のナスニンには強力な抗酸化作用が

がんに効く栄養成分
- ナスニン
- クロロゲン酸
- アルカロイド
- 食物繊維

がんに効果的な栄養素を逃がさない 調理法
Point 栄養素がヘタや皮の部分に多く含まれているので、皮つきで調理。

がんに効果的な栄養素を逃がさない 保存法
Point 新聞紙に包んでからビニール袋に入れ、冷蔵庫で保存。

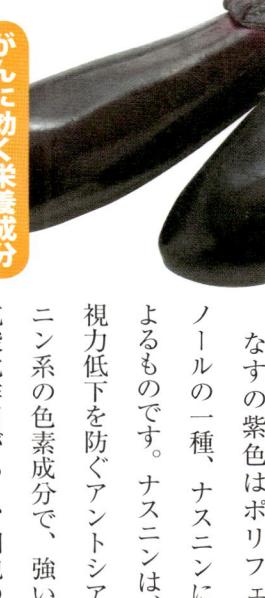

栄養と薬効

なすの紫色はポリフェノールの一種、ナスニンによるものです。ナスニンは、視力低下を防ぐアントシアニン系の色素成分で、強い抗酸化作用があり、細胞の老化やがん化を抑えたり、コレステロール値を下げる働きがあります。また、切ったときに褐色に変色するのは、同じくポリフェノールの一種であるクロロゲン酸によるもので、活性酸素を抑える働きがあり、がん予防に効果的です。どちらの成分も皮に多く含まれています。また、アルカロイドは、がん細胞の増殖や腫瘍の成長を抑制します。

ピーマン

ビタミンCとE、β-カロテンが協力して発がんを抑制

がんに効く栄養成分
- β-カロテン
- ビタミンC
- ビタミンE
- クロロフィル
- カプサンチン

がんに効果的な栄養素を逃がさない 調理法
Point ビタミンCやクロロフィルは熱に弱いので、加熱の際は手早く調理。

がんに効果的な栄養素を逃がさない 保存法
Point 水気を切り、ビニール袋に入れて、冷蔵庫保存。

栄養と薬効

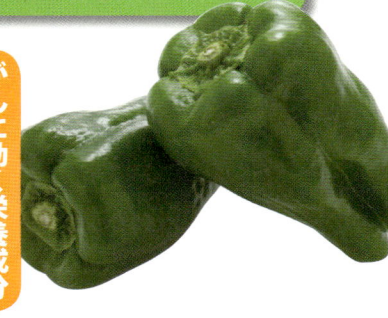

抗がん物質の生成を促すビタミンCが豊富で、その含有量はトマトの5倍といわれています。さらに、ビタミンCの吸収を助けるビタミンPが、加熱によるビタミンCの損失を抑えます。緑色のピーマンの色素は抗酸化力の強いクロロフィルによるものです。パプリカと呼ばれる赤ピーマンは、緑のピーマンが熟したもので、リコピン同様の強力な抗酸化作用のあるカプサンチンを多く含んでいます。オリーブ油やごま油に多く含まれるビタミンEとの組み合わせで、β-カロテンの吸収率が高まります。

スルフォラファンが発がん物質をブロック
ブロッコリースプラウト

がんに効果的な栄養素を逃がさない 調理法
Point ビタミン類の損失を防ぐため、加熱せずに生のまま食べる。

がんに効果的な栄養素を逃がさない 保存法
Point 冷蔵庫で保存する。

がんに効く栄養成分
- スルフォラファン
- β-カロテン
- ビタミンA
- ビタミンC
- ビタミンE

栄養と薬効

スプラウトとは、植物の新芽の部分のことを指します。ブロッコリースプラウトとは、まさにブロッコリーの新芽のことです。ブロッコリースプラウトには、発がん物質の細胞内侵入を防ぐ働きのあるスルフォラファンが多く含まれており、その含有量は、成熟したブロッコリーの20倍以上。また、ブロッコリースプラウトも成熟したブロッコリーも、抗がん効果の高いビタミンCやβ-カロテン、ビタミンB群、カルシウム、カリウム、食物繊維など、多くの栄養素をバランスよく含んでいます。

ペルオキシダーゼでがん予防、ムチンで免疫力アップ
長芋・里芋

がんに効果的な栄養素を逃がさない 調理法
Point 長芋は皮をむき酢水につける。里芋は皮をむき、塩もみする。

がんに効果的な栄養素を逃がさない 保存法
Point 新聞紙に包み、冷暗所で保存。長芋のすりおろしは冷凍も可能。

がんに効く栄養成分
- ビタミンB_1
- ビタミンC
- カリウム
- 食物繊維

栄養と薬効

長芋は、芋類で唯一生食が可能で、滋養強壮に効くことで知られています。多く含まれるペルオキシダーゼが活性酸素の発生を抑え、がんを予防します。また、でんぷん消化酵素であるアミラーゼとジアスターゼは、消化吸収力に優れ、胃炎や胃潰瘍の予防にも有効。加熱により消化酵素の働きが衰えるので生食がベストです。長芋と里芋に共通して含まれるヌルヌル成分のムチンは、胃壁などの粘膜を保護や体力増強などに効果的です。豊富な食物繊維は、コレステロールを吸着・排出します。

さつまいも
色が濃いほどβ-カロテンが多く、抗酸化力が高い

がんに効く栄養成分
- β-カロテン
- ビタミンC
- クロロゲン酸
- 食物繊維

がんに効果的な栄養素を逃がさない 調理法
Point 皮に抗酸化作用のあるクロロゲン酸が多いので、皮のまま調理。

がんに効果的な栄養素を逃がさない 保存法
Point 新聞紙に包み、日の当たらない風通しのいい場所で保存。

栄養と薬効
抗がん作用の高いビタミンCが豊富で、その含有量はグレープフルーツなどの柑橘類に匹敵します。ビタミンCは、でんぷん質に守られているので、加熱による損失が少ないのが利点です。中が濃い黄色のものほど、がん予防に有効なβ-カロテンを多く含んでいます。皮の部分には活性酸素の発生を抑えるクロロゲン酸が含まれています。ほかにもビタミン類や食物繊維を摂ることができます。また、紫いもには抗酸化力の強いアントシアニンがさつまいもよりも多く含まれているので、こちらもお勧めです。

かぼちゃ
豊富なβ-カロテンが、がん抑制に効く

がんに効く栄養成分
- β-カロテン
- ビタミンC
- ビタミンE
- セレン
- ポリフェノール

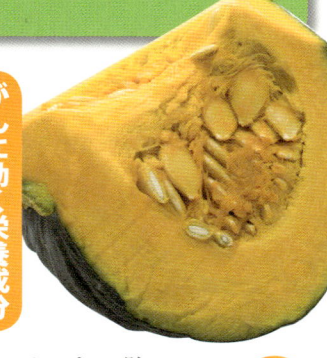

がんに効果的な栄養素を逃がさない 調理法
Point 油との組み合わせで、β-カロテンの吸収率がアップ。

がんに効果的な栄養素を逃がさない 保存法
Point 切ったものはタネとわたを取りラップをして冷蔵。丸ごとは冷暗所で。

栄養と薬効
強い抗酸化作用でがんを防ぐβ-カロテンが豊富で、とくに新鮮なワタの部分には果肉の5倍も含まれています。また、発がん物質を抑えるビタミンCはトマトのおよそ3倍、それに加えてビタミンEも多く含まれています。セレンも抗酸化作用が強い成分です。かぼちゃはこのように、抗がんに有効な栄養がそろった栄養満点の緑黄色野菜なので す。ほかにも、腸内の有害物質を速やかに排出してくれる食物繊維が豊富で、大腸がんなどの予防に効果的です。感染症などの抵抗力をつけるのにも有効です。

イソチオシアネートが発がん物質を抑える
キャベツ

栄養と薬効

がんに効果的な栄養素を逃がさない 調理法
Point：ビタミンCは熱に弱いので生で食べるか、スープなどで。

がんに効果的な栄養素を逃がさない 保存法
Point：カットしたものはラップに包み、丸ごとは新聞紙に包んでから冷蔵。

がんに効く栄養成分
- イソチオシアネート
- カロテン
- ビタミンC
- ビタミンU
- 食物繊維

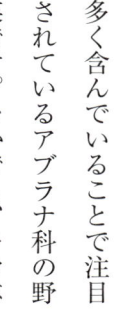

さまざまな抗がん作用を持つファイトケミカルを数多く含んでいることで注目されているアブラナ科の野菜です。なかでも、キャベツに含まれるイソチオシアネートは、発がん性物質を抑える酵素を産生したり、がんの原因となる酵素の働きを阻害し、がんを防ぐのに効果を発揮します。ほかにも、抗潰瘍作用のあるビタミンU、抗菌作用や疲労回復に有効で、抗酸化作用の高いビタミンCも豊富です。なお、芽キャベツはビタミンCがずば抜けて多く、がん抑制効果のあるセレンもとくに豊富です。

グルコシノレートが抗がん作用を発揮
小松菜

栄養と薬効

がんに効果的な栄養素を逃がさない 調理法
Point：ビタミンCは熱に弱いので、スープに入れて汁も一緒に飲むのがおすすめ。

がんに効果的な栄養素を逃がさない 保存法
Point：湿らせた新聞紙で包み、立てた状態で冷蔵保存。

がんに効く栄養成分
- グルコシノレート
- グルタチオン
- β-カロテン
- ビタミンC
- 食物繊維

カルシウムが豊富な緑黄色野菜で、その含有量はほうれん草の約3倍といわれています。カルシウムは強い骨や歯をつくるのに欠かせない栄養素です。また、抗がん作用のあるグルタチオンやグルコシノレートを含んでいるほか、強力な抗酸化作用を持つβ-カロテンやビタミンCも豊富なので、がんの撃退に効果的です。ほうれん草に比べ、アクが少なく、生食が可能なので、ジュースにも向いています。また、β-カロテンはビタミンEを含むオリーブ油やごま油と組み合わせることで、吸収率がアップします。

豊富なビタミン、ミネラルを青汁で手軽に
ケール

がんに効果的な栄養素を逃がさない 調理法
Point すりつぶしてジュースに。市販のフリーズドライなどの青汁も有効。

がんに効果的な栄養素を逃がさない 保存法
Point 湿らせた新聞紙で包み、ビニール袋に入れて冷蔵庫に立てて保存。

がんに効く栄養成分
- イソチオシアネート
- クロロフィル
- β-カロテン
- メラトニン
- ビタミンC

栄養と薬効

抗がん作用の高いイソチオシアネートやβ-カロテン、クロロフィル、ビタミンC、ビタミンEなどが多く含まれています。さらに、ビタミンEのおよそ2倍の抗酸化力があるメラトニンも、がんの予防に効果を発揮します。また、メラトニンは不眠症の改善にも役立ちます。生のケールの葉はかたく、野菜として食べられることはほとんどありませんが、このように栄養価が高いので、青汁の材料として使われています。市販品を使う場合は、栄養の損失が少ないフリーズドライなどを選びましょう。

硫化アリル化合物でがんを撃退
らっきょう

がんに効果的な栄養素を逃がさない 調理法
Point 酢漬けにすると食べやすく、クエン酸の力で疲労回復にも効果的。

がんに効果的な栄養素を逃がさない 保存法
Point 芽が伸びやすいので、できるだけその日のうちに使いきる。

がんに効く栄養成分
- イソクリエチゲニン
- ジアリルスルフィド
- フラボノイド
- ステロール

栄養と薬効

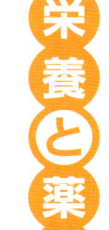

漢方では、薤白（がいはく）と呼ばれ、その薬効が古くから認められている生薬です。らっきょうには、ジアリルスルフィドという硫化アリル化合物が含まれており、この成分が、発がん物質を解毒する酵素を活性化して、発がん物質の生成を抑えてくれます。強い殺菌作用もあり、胃がんの原因といわれるピロリ菌にも有効です。また、抗がんに優れたサポニン類のイソクリエチゲニンは、肺がんや皮膚がんなどの予防に効力を発揮します。1日5粒ほど食べるのが効果的でしょう。

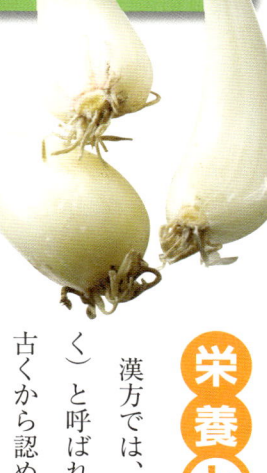

β-グルカンに強力な抗がんパワー！
きのこ類

がんに効く栄養成分
- β-グルカン
- エリタデニン
- ビタミンD
- 食物繊維

がんに効果的な栄養素を逃がさない 調理法
Point　汚れは拭き取る程度に。半日〜1日くらい天日干しするとビタミンDがアップ！

がんに効果的な栄養素を逃がさない 保存法
Point　鮮度がすぐに落ちるので適当な大きさに切るか、小分けにして冷蔵。

栄養と薬効

きのこ類には、強力な抗がん作用のあるβ-グルカンが含まれています。β-グルカンは、免疫力を高めて、がん細胞の増殖を抑制するよう働きます。なかでもまいたけに含まれるβ-グルカンの一種、MDフラクションには、きのこ類でもっとも強い抗がん作用が認められています。

日光を浴びた干ししいたけは、骨の形成に不可欠なビタミンDが豊富です。また、しいたけには、血管の健康を保つエリタデニンが多く含まれており、グアニル酸という成分と協力して、血圧を下げる働きがあります。

オキシターゼが発がん物質を解毒
大根・かぶ

がんに効く栄養成分
- イソチオシアネート
- β-カロテン
- ビタミンC
- リグニン

がんに効果的な栄養素を逃がさない 調理法
Point　細胞を壊すとイソチオシアネートが生成されるため、すりおろしに。

がんに効果的な栄養素を逃がさない 保存法
Point　根と葉を切り分け、湿らせた新聞紙で包み、冷蔵庫で保存する。

栄養と薬効

どちらも強力な抗がん作用のあるイソチオシアネートを含んでいます。また、大根特有の辛み成分、MTBIもまた、がん細胞の増殖を抑える働きがあります。ジアスターゼやオキシターゼなどの消化酵素が胃腸を整えるので、胃炎や潰瘍の予防に有効です。とくにオキシターゼには、焼き魚の焦げた部分にできる発がん物質の解消に効果があるといわれています。ほかに、コレステロール排出作用のあるリグニンなど抗がんが期待できる栄養素が豊富。葉には、β-カロテンやビタミンCなどが含まれています。

48

香りの成分に抗酸化作用が
ハーブ・大葉

がんに効く栄養成分
- テルペン

がんに効果的な栄養素を逃がさない 調理法
Point ハーブ類は料理やお茶などに、大葉は薬味や刺身のツマなどに活用。

がんに効果的な栄養素を逃がさない 保存法
Point ハーブ類は水にさす。大葉は湿らせたペーパーで包み、野菜室へ。

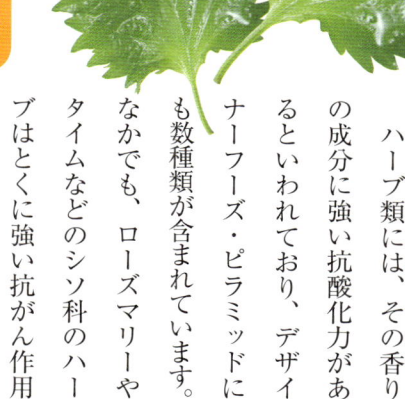

栄養と薬効

ハーブ類には、その香りの成分に強い抗酸化力があるといわれており、デザイナーフーズ・ピラミッドにも数種類が含まれています。なかでも、ローズマリーやタイムなどのシソ科のハーブはとくに強い抗がん作用があるとされています。大葉には、青ジソと赤ジソがありますが、どちらも特有の香りに殺菌作用があるといわれています。また、抗酸化作用の強いβ-カロテンやビタミンCなどが多く含まれており、がんの予防に有効です。テルペンには、活性酸素を無毒にする働きがあります。

セサミンなどの強力な抗酸化成分がぎっしり
ごま

がんに効く栄養成分
- ゴマリグナン
- アントシアニン
- セレン
- ステロール

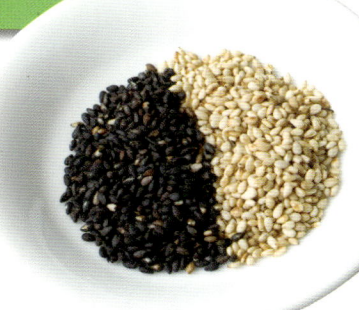

がんに効果的な栄養素を逃がさない 調理法
Point すりごまにして時間が経つと脂肪酸が酸化するため、少量ずつする。

がんに効果的な栄養素を逃がさない 保存法
Point 湿気のないところで保存。食べる直前に軽く炒ると風味が戻る。

栄養と薬効

ごまには、ゴマリグナンという食物繊維成分が多く含まれています。なかでも、セサミンは強力な抗酸化作用を持っており、肝機能を強化し、肝臓がんの発生を抑える効果があります。また、アルコールの分解を助ける働きもあります。セサモリンは、炒ることでセサモールという、より抗酸化作用の強い成分を生成します。さらに、すると表面のかたい皮が砕け、消化がよくなります。白ごまも黒ごまも栄養価の差はありませんが、近年、黒ごまに含まれるアントシアニンの抗酸化作用に注目が集まっています。

クエン酸が副交感神経を刺激し、免疫力アップ！
酢

がんに効く栄養成分：クエン酸

がんに効果的な栄養素を逃がさない 調理法
Point　蒸発しない酸のため、加熱しても問題なし。

がんに効果的な栄養素を逃がさない 保存法
Point　直射日光や高温多湿を避け、冷暗所で保存。賞味期限内に使いきる。

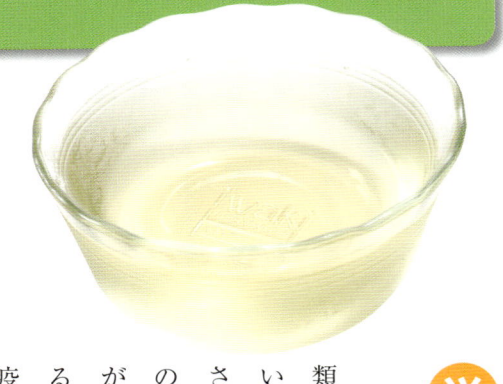

栄養と薬効

食用酢にはさまざまな種類がありますが、効用が高いのは、米酢や米酢を熟成させた黒酢、リンゴ酢などの醸造酢で、なかでも米酢が優秀です。酢の酸味である酢酸は、体内に入ると免疫力を高めるクエン酸に変化します。クエン酸は、体内にたまった疲労の原因である酸性物質を分解し、エネルギーに変える働きがあるので、疲労回復に大きな効果があります。また、強い殺菌作用で、腸に細菌が侵入するのを防いでくれます。カルシウムの多い海藻類と組み合わせると、クエン酸の吸収が高まります。

アリルイソチオシアネートが抗がん＆抗菌に効く
ワサビ

がんに効く栄養成分：アリルイソチオシアネート

がんに効果的な栄養素を逃がさない 調理法
Point　皮を削ぎ、さめ皮おろしか目の細かいおろし金でゆっくりする。

がんに効果的な栄養素を逃がさない 保存法
Point　水を入れたコップに立て、冷蔵庫で保存。水は毎日取り替える。

栄養と薬効

ブロッコリーやキャベツなどのアブラナ科の野菜には強力な抗がん作用がありますが、ワサビもアブラナ科の野菜のひとつです。日本ワサビと西洋ワサビに大別されますが、一般的なものは、日本ワサビの青茎ワサビです。ツンとくる辛み成分は、アリルイソチオシアネートという成分で、強い抗がん作用とともに抗菌作用を持ち、食中毒防止にもなります。また、抗酸化物質のスーパーオキシドジムスターゼという酵素が、活性酸素の発生を抑制し、がんなどの生活習慣病の予防などに効果を発揮します。

唐辛子

カプサイシンは代謝を活性化し、胃がんも予防

がんに効く栄養成分
- カプサイシン
- カロテン
- ビタミンC
- ビタミンE

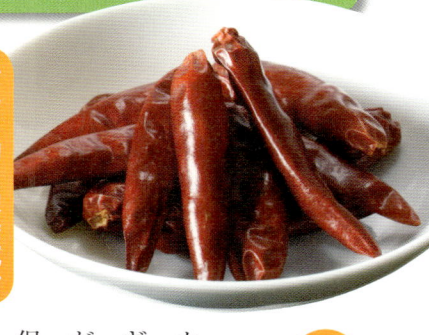

がんに効果的な栄養素を逃がさない 調理法
Point カプサイシンは熱に強いため、よく炒めて香りを出してから調理。

がんに効果的な栄養素を逃がさない 保存法
Point 乾燥させたものは湿気のない場所で、生はラップをして冷凍保存。

栄養と薬効

唐辛子の辛み成分であるカプサイシンには、エネルギー代謝を活発にする働きがあり、体内の脂肪燃焼を促します。唐辛子を食べると体温が上昇し発汗するのは、その効果の表れなのです。また、健胃作用や殺菌作用があり、胃がんの予防にも効果が期待できるほか、疲労回復にも有効です。

料理に使うと、辛みが勝り薄味と感じられず、減塩につながります。にんにくやごま油、オリーブ油と一緒に調理すると、強壮効果が高まります。体力増強には、魚などのたんぱく質との組み合わせが効果的です。

はちみつ

はちみつ花粉がリンパ球をふやし、免疫力を高める

がんに効く栄養成分
- 果糖
- ブドウ糖
- オリゴ糖

がんに効果的な栄養素を逃がさない 調理法
Point 加熱しすぎると、風味が落ちる上、ビタミンなどの栄養素も破壊される。

がんに効果的な栄養素を逃がさない 保存法
Point 密閉容器に入れ、涼しいところに置けば、半永久的に保存可能。

栄養と薬効

ミツバチが集めた花の蜜がはちみつです。はちみつにはオリゴ糖が多く含まれています。オリゴ糖は腸内の健康を保つ善玉菌の栄養源となり、善玉菌をふやします。そのため、腸内環境が整い、便秘解消や大腸がんの予防、免疫力アップに効果を発揮します。また、果糖やブドウ糖といった単糖類といわれる成分は、消化吸収がよく、すぐにエネルギーとなり、疲労を回復させます。農薬を使用していない地域の植物から集められたマヌカはちみつは、抗菌作用が高いのでお勧めです。

タウリンの交感神経抑制作用ががん予防に有効
イカ・タコ

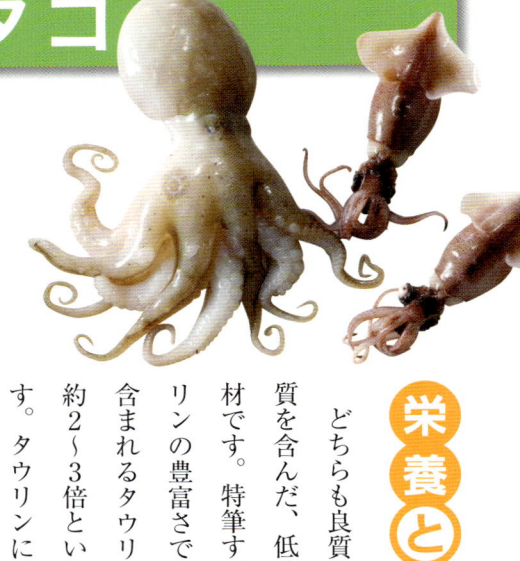

栄養と薬効

どちらも良質なたんぱく質を含んだ、低カロリー食材です。特筆すべきはタウリンの豊富さです。イカに含まれるタウリンは、魚の約2～3倍といわれています。タウリンには、交感神経抑制作用があり、食塩の摂りすぎによる高血圧の改善に作用します。また、肝臓の機能を高める働きもあり、コレステロールの排出を促す胆汁酸の分泌を促進するため、体内のコレステロールを減らしてくれます。イカもタコもいろいろな種類が存在しますが、その栄養素を丸ごと取り入れられる小さいものもお勧めです。

がんに効く栄養成分
- タウリン

がんに効果的な栄養素を逃がさない 調理法
Point 加熱するとかたくなるので、さっと火を通す。

がんに効果的な栄養素を逃がさない 保存法
Point 柔らかくゆでてラップに包み、冷蔵庫で保存。

アスタキサンチンなど豊富な栄養を丸ごと食べる
小エビ・小魚

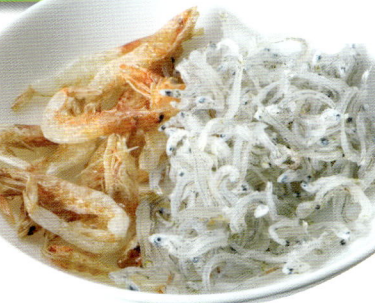

栄養と薬効

小エビやしらすなどの小魚には多くのカルシウムが含まれています。カルシウムは、丈夫な骨や歯を形成するだけでなく、精神の安定や心臓活動を規則正しく保つなどの働きがある、重要な栄養素です。エビには抗酸化作用の強いアスタキサンチンも含まれています。また、カルシウムの吸収を助ける役割をするビタミンDや抗酸化作用のあるビタミンEやビタミンB群も豊富なので、毎日少量ずつ摂取したいものです。ただし、干したものは塩分が高いので、塩抜きをすることを忘れずに。

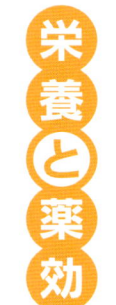

がんに効く栄養成分
- アスタキサンチン（小エビ）
- ビタミンD
- ビタミンE
- カルシウム

がんに効果的な栄養素を逃がさない 調理法
Point よく火を通して、骨や殻ごと食べる。小エビは乾燥したものが便利。

がんに効果的な栄養素を逃がさない 保存法
Point 傷みが早いので、冷蔵保存で、なるべく早く使い切る。

がん患者に不足しがちなたんぱく質とタウリンの補給に
貝類

がんに効果的な栄養素を逃がさない 調理法
Point みそ汁などで汁ごと食べる。加熱のしすぎに注意する。

がんに効果的な栄養素を逃がさない 保存法
Point 砂出しをして、使うまで冷蔵庫で保存。なるべく早く使いきる。

がんに効く栄養成分
- タウリン
- オルニチン
- グリコーゲン

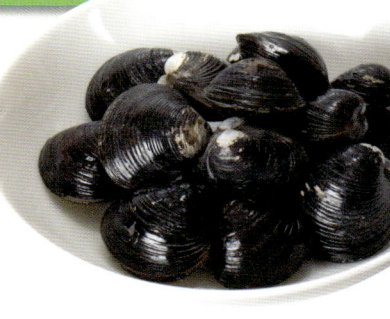

栄養と薬効

消化吸収のいい、良質なたんぱく質が多く含まれています。たんぱく質は生命活動の維持に不可欠な栄養素ですから、良質なたんぱく質を効率よく摂るよう心がけましょう。また、肝機能の働きを促すグリコーゲン、造血や神経機能に働きかけるビタミンB_{12}、鉄分も豊富です。貝類に多く含まれるタウリンもまた、肝臓の機能を高める働きがあり、コレステロールを減らしたり、生活習慣病の予防に効果的です。シジミに含まれるオルニチンも肝機能を高め、細胞代謝を活発にします。

アスタキサンチンの強い抗酸化作用でがん予防！
鮭

がんに効果的な栄養素を逃がさない 調理法
Point EPA・DHAを損なわないためと、焦げ防止のため、焼きすぎに注意。

がんに効果的な栄養素を逃がさない 保存法
Point 傷むのが早いので、冷蔵保存し、なるべく早く使いきる。

がんに効く栄養成分
- アスタキサンチン
- DHA（ドコサヘキサエン酸）
- EPA（エイコサペンタエン酸）
- ビタミンE

栄養と薬効

鮭は赤い身の色をしていますが、白身魚の仲間です。身の部分の赤い色素はアスタキサンチンという成分で、強い抗酸化作用があり、免疫力を高めて、がんを抑制する働きがあります。また、血液サラサラ効果のあるEPA（エイコサペンタエン酸）や脳の機能を活性化するDHA（ドコサヘキサエン酸）、ビタミン、ミネラル類がたっぷり含まれており、がんや生活習慣病予防に最適です。ビタミン類も比較的豊富ですが、足りないビタミンCを補うために、緑黄色野菜を一緒に摂るのが望ましいでしょう。

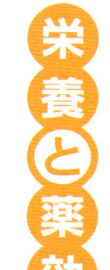

DHA&EPAで血液サラサラ、がんの芽を摘む
青魚

がんに効果的な栄養素を逃がさない 調理法
Point 生食だと吸収率がよく効率的。煮物の場合は汁まで食す。

がんに効果的な栄養素を逃がさない 保存法
Point 保存する場合は、内臓を取り除き、冷凍庫へ。

がんに効く栄養成分
- DHA（ドコサヘキサエン酸）
- EPA（エイコサペンタエン酸）

栄養と薬効

アジやイワシ、サンマ、サバなどの青魚には、EPA（エイコサペンタエン酸）やDHA（ドコサヘキサエン酸）が含まれています。

どちらもがんを防ぐのに有効な成分ですが、EPAは血栓を防ぎ、血液をサラサラにする効果が高く、DHAは脳の機能を活性化し、LDLコレステロールを減らす効果が高いとされています。また、DHAは、大腸がんや乳がんなどのがんの予防や転移を防止する効果があることがわかってきました。脂肪は酸化しやすいので、新鮮なものを選ぶようにしましょう。

ヌメリ成分フコイダンががんの増殖を抑制
海藻類

がんに効果的な栄養素を逃がさない 調理法
Point アルギン酸、フコイダンは水に溶けやすいので、スープなどに。

がんに効果的な栄養素を逃がさない 保存法
Point 乾燥したものは、湿気の少ない場所で保存。

がんに効く栄養成分
- アルギン酸
- フコイダン
- ヨウ素
- カリウム

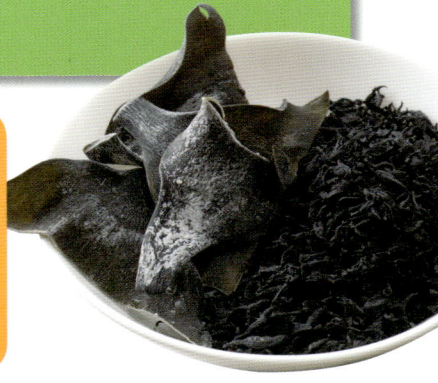

栄養と薬効

昆布やわかめ、ひじき、もずくなどの海藻類には、ヌメリのもととなるフコイダンとアルギン酸という成分が含まれています。フコイダンには、胃潰瘍などの原因となるピロリ菌をブロックする働きがあるほか、がんの増殖を抑えたり、肝機能の強化、老化防止などに有効です。アルギン酸も昆布やわかめのヌメリ成分で、抗がんやコレステロール低下などに効果的です。また、わかめのヨウ素が乳がんの増殖を抑えることがラットの実験で証明され、予防や再発防止にも効果が期待されています。

ペクチンが腸内環境を整え、大腸がんを予防
りんご

がんに効果的な栄養素を逃がさない 調理法
Point ペクチンとアントシアニンは皮に多いので、皮をむかずに食べる。

がんに効果的な栄養素を逃がさない 保存法
Point 温度差に弱いため、ビニール袋に入れ密閉し、野菜室で保存。

がんに効く栄養成分
- ケルセチン
- アントシアニン
- ペクチン

栄養と薬効

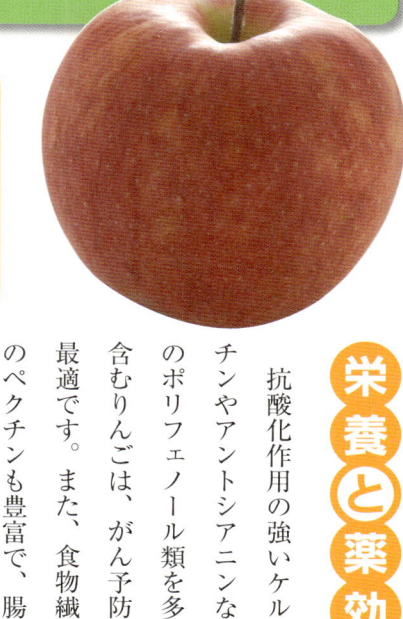

抗酸化作用の強いケルセチンやアントシアニンなどのポリフェノール類を多く含むりんごは、がん予防に最適です。また、食物繊維のペクチンも豊富で、腸内の有害物質を排出させて、大腸がんを予防します。ほかにもグルカレイトという物質は、強力な解毒作用で、発がん物質を除去してくれますし、りんごの酸味成分であるリンゴ酸は、クエン酸サイクルを活発にするので、疲労回復の効果があります。クエン酸を含んでいる酢と組み合わせれば、さらに高い疲労解消効果が期待できます。

アントシアニンとビタミンでがんを強力に防ぐ
ベリー類

がんに効果的な栄養素を逃がさない 調理法
Point 長時間水につけたり、加熱したりせずに、生で皮ごと食べる。

がんに効果的な栄養素を逃がさない 保存法
Point 密閉容器に入れて、冷蔵庫の野菜室で2〜3日保存が可能。

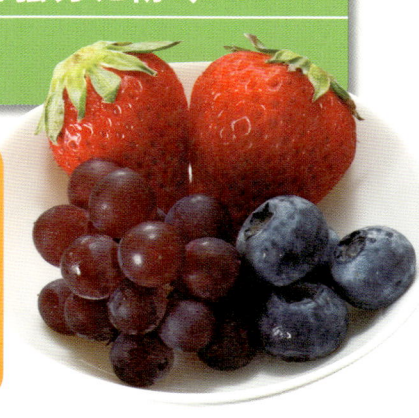

がんに効く栄養成分
- アントシアニン
- β-カロテン
- ビタミンC
- ビタミンE

栄養と薬効

イチゴやブドウ、ブルーベリーは抗がん作用が期待できる果物です。イチゴには、コラーゲンの生成や発がん物質の抑制などに働くビタミンC、腸内環境を整えるペクチンが豊富です。赤いブドウの皮には、強い抗酸化作用を持ち、がんや動脈硬化などの予防効果が高いアントシアニンのほか、レスベラトロールという成分が含まれ、その抗酸化作用で、がんの進行を防ぐといわれています。ブルーベリーにもやはりアントシアニンが含まれており、がん予防などのほか、視力回復にも有効です。

抗がんに効くポリフェノールが豊富なミラクルフルーツ
プルーン

がんに効果的な栄養素を逃がさない 調理法
Point：生は皮ごと食べる。エキスやペースト、乾燥プルーンもお勧め。

がんに効果的な栄養素を逃がさない 保存法
Point：未熟なものは常温で、完熟したものは紙袋に入れ、野菜室で保存。

がんに効く栄養成分
- アントシアニン
- クロロゲン酸
- ビタミンC
- 食物繊維

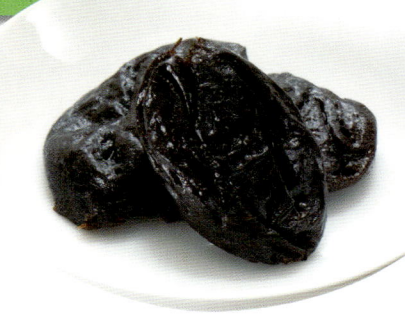

栄養と薬効

欧米では「ミラクルフルーツ」と呼ばれ、自然食療法に用いられています。クロロゲン酸などのポリフェノールを含んでいるため、とても抗酸化力が強く、がんの予防に効果を発揮します。また、高血圧や生活習慣病の予防などに効くアントシアニン、腸内環境を整えるペクチン、貧血を防止する鉄分、抗酸化作用の強いビタミンC、ミネラル類などが豊富です。毎日10個のプルーンを食べ続けると、血液中のコレステロールが下がり、酸化LDLの生成を抑えられることも臨床実験で確認されています。

善玉菌をふやして腸内環境を整え、がんを予防
ヨーグルト

がんに効果的な栄養素を逃がさない 調理法
Point：乳酸菌を生きたまま腸へ届けるため、加熱はしない。

がんに効果的な栄養素を逃がさない 保存法
Point：冷蔵庫に入れ、開封後は早めに食べきる。

がんに効く栄養成分
- ビタミンA
- カルシウム
- オリゴ糖
- 乳酸菌

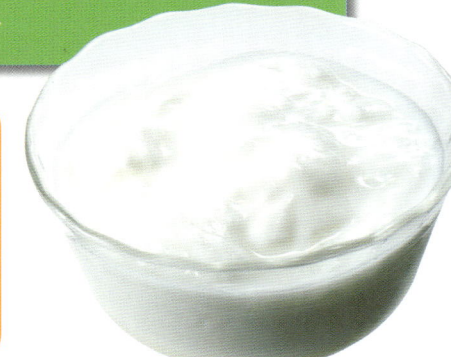

栄養と薬効

ヨーグルトの発酵に利用される乳酸菌には、便秘解消やがんを予防する働きがあります。乳酸菌は、病気のもととなる悪玉菌の増殖を抑え、腸内を正常に保つ善玉菌をふやしてくれます。それにより腸の働きが活発になるため、消化吸収がよくなり、便通も整います。また、腸内の有害物質を除去するので、大腸がんの予防にも有効です。ビフィズス菌のエサとなるオリゴ糖を含んだプレーンヨーグルトに、はちみつやバナナなどの、やはりオリゴ糖を含んだ食品を加えるのも効果的です。

56

Chapter 2

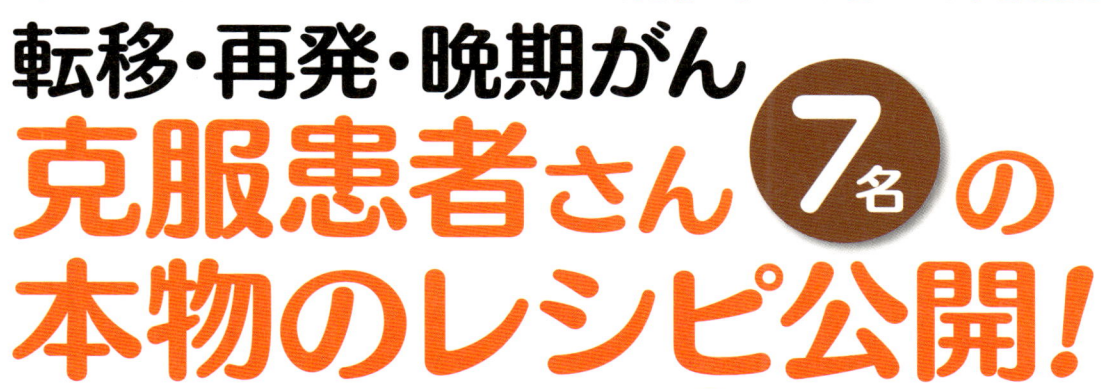

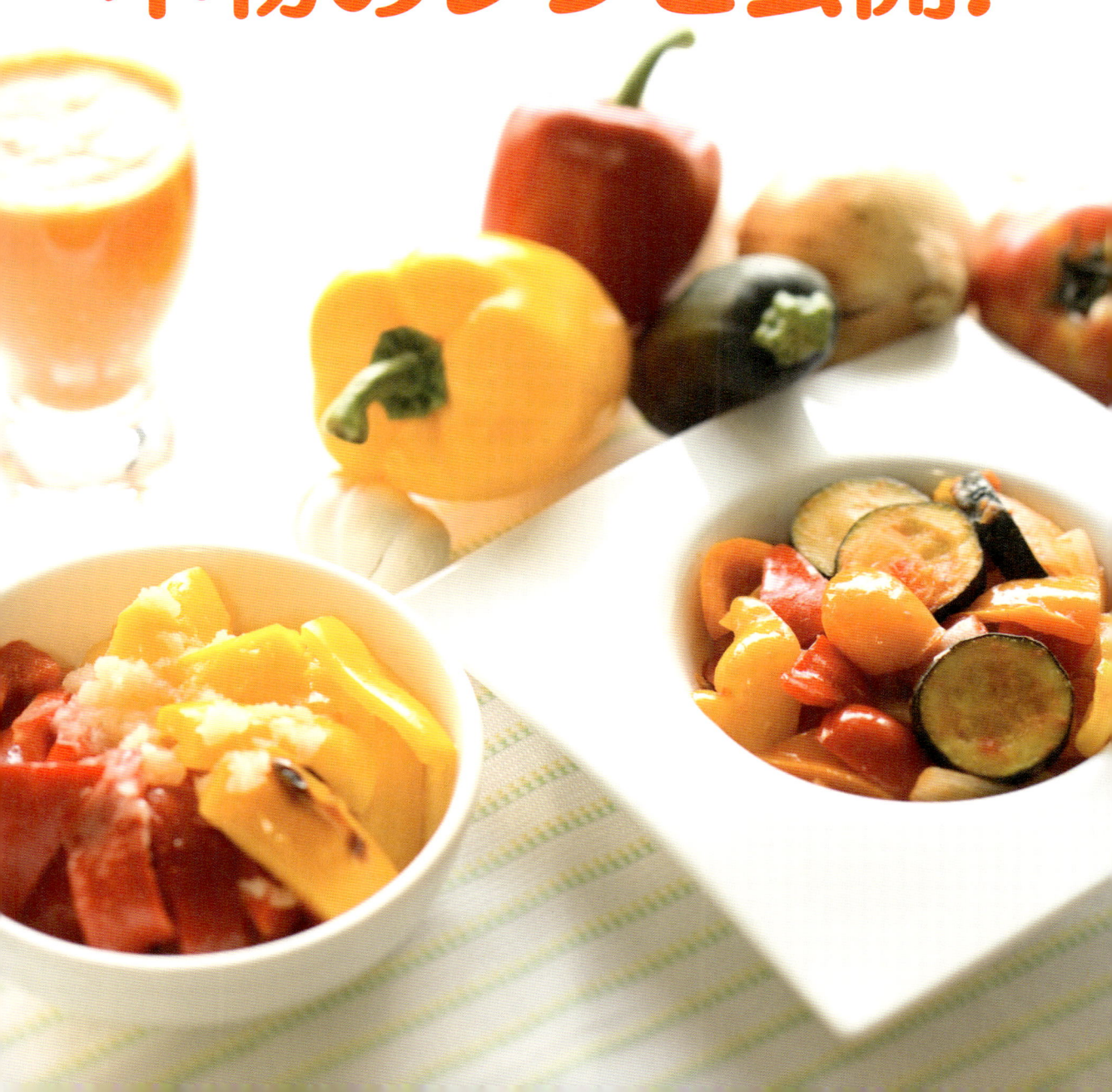

転移・再発・晩期がん
克服患者さん 7名 の本物のレシピ公開!

転移がん 悪性リンパ腫

実例レシピ 1

学生・22歳 | 手島裕之さん

化学療法でも残ってしまった直径3㎝の「悪性リンパ腫」が食事療法でどんどん縮小!

ハードな学生生活からがんに

大学への通学に加えて、週3～4回のアルバイトをするギリギリの生活をしていました。深夜遅くまで働き、2時間くらい眠って学校に行くというようなことも多かったです。でも、周りの友達も似たようなことをしているし、自分だけが特別キツイとは思っていませんでした。

2007年に一度、アルバイト先で倒れて病院に運ばれたことがありましたが、このときはレントゲンなどの単純な検査のみで終わり、病気は発見されませんでした。大学でも年に一度は健康診断を受けていましたが、心臓の影になる位置に腫瘍があったため、なかなか発見されなかったのです。今思えば、倒れたときにCTを撮っていれば、悪性リンパ腫がわかっていたかもしれません……。

2008年10月ごろになって、体調が悪くなり内科を受診すると、心臓と肺の間の縦隔のがんと診断。余命2～3年と告知され、どうしたらいいのかわかりませんでした。その後、紹介された県立がんセンターで検査をした結果、縦隔腫瘍ではなく、悪性リンパ腫であることが判明。そのとき医師から「縦隔腫瘍よりは、悪性リンパ腫のほうが治療法はある」と説明され、やはり再発のことも気になりましたが、がんに関するいろいろな本を読みました。とにかく、自分の病気が治るのか、もう治らないのかを早く知りたいという思いが強かったです。

その後、がんセンターでR-CHOP療法と放射線治療を行いましたが、3㎝×3㎝のがんが残ってしまいました。そこで2009年3月から、済陽先生の食事療法をはじめることにしたのです。

ジュースを飲み続け、体温が上昇

抗腫瘍剤と食事療法により、ほぼ完治

上縦隔（心臓上方）に12cmに渡り広がったリンパ腫（左図）が抗腫瘍剤リツキサン投与と食事療法により、ほぼ完治している（右図）。

治療前　2008年12月3日
治療後　2010年1月20日

悪性リンパ腫とわかるまでの食事は肉が中心でした。こどものころから牛乳が大好き、野菜はまあ普通、魚貝類が嫌い。結果、肉ばかりの食事を続けていました。

済陽先生の指導を受けてからは、料理をつくる母の協力を得て、野菜類中心の食事に切り替えました。肉はもちろん、ハムなどの加工食品も食べません。どうしても肉が食べたくなったら「今、肉を食べてしまったら、ここまでがまんしたことがムダになる！」と自分に言い聞かせて乗り切るようにしました。塩分も極力控え、ごはんは玄米に。果物もたくさん食べています。

苦手だった貝類はみそ汁などで食べるようにしました。そのほかに10種類前後の野菜をジュースにして、1日1600ccを飲みます。また、ニンニクがいいと聞いたので毎日食べ、レモンやはちみつもできるだけ毎日摂るようにしています。

量を摂らなければいけない野菜や果物は、できるだけ有機のものを選んで買ってきてもらいますが、有機や低農薬のものが手に入らないときは、済陽先生に教えてもらったとおり、スーパーで買ったものを一晩水に浸け、残留農薬を落としてから使っています。ほかの食品も添加物を確認してから買うようになりました。

こうして、毎日ジュースを飲むようになってから1カ月後には、平均35・2〜35・4度と低めだった体温が36・5度くらいに上がっていました。とくに体調に変化を感じてはいませんでしたが、そう言われると、なんとなく朝すっきり目が覚めるようになった気がします。

現在は、残っていたがんが縮小してきているとのことなので、以前のような無理はせず、6〜7時間程度の睡眠をとるようにして、大学にも通っています。食事療法と化学療法を組み合わせて行ったのがよかったのか、思っていたよりも早く改善したようです。今でも、肉を食べられるようになる日が来るのを楽しみに、がんばって食事療法を続けています。

手島さん・4日間の実例メニュー表

1日目

	献立名	カロリー (kcal)	塩分 (g)
朝	野菜ジュース・しじみの味噌汁	133・42	0.0・1.2
	果物（みかん）・プレーンヨーグルト	46・93	0.0・0.2
	緑茶・ミネラルウォーター	6・0.0	0.0・0.0
昼	フルーツ青汁ジュース	183	0.0
	プレーンヨーグルト	93	0.2
	果物（キウイフルーツ）	45	0.0
	野菜たっぷりやきうどん	182	0.8
晩	フルーツジュース	212	0.0
	果物（みかん）・納豆	46・93	0.0・0.3
	にんにくの味噌漬け	22	0.1
	山芋のぬか漬け	26	0.2
	かぼちゃカレー・野菜サラダ	579・47	2.6・0.4
	合　　計	1848	6.0

2日目

	献立名	カロリー (kcal)	塩分 (g)
朝	野菜ジュース・しじみの味噌汁	133・42	0.0・1.2
	果物（りんご）・プレーンヨーグルト	57・93	0.0・0.2
	緑茶・ミネラルウォーター	6・0.0	0.0・0.0
昼	フルーツ青汁ジュース	183	0.0
	プレーンヨーグルト	93	0.2
	果物（オレンジ）	47	0.0
	サンドウィッチ	303	1.3
晩	フルーツジュース	212	0.0
	果物（はっさく）・納豆	56・93	0.0・0.3
	にんにくの味噌漬け	22	0.1
	山芋のぬか漬け	26	0.2
	エビ野菜餃子	243	0.7
	魚のアラ入りあさりと大根の味噌汁	163	1.7
	合　　計	1772	5.9

3日目

	献立名	カロリー (kcal)	塩分 (g)
朝	野菜ジュース・しじみの味噌汁	133・42	0.0・1.2
	果物（ぶどう）・プレーンヨーグルト	41・93	0.0・0.2
	緑茶・ミネラルウォーター	6・0.0	0.0・0.0
昼	フルーツ青汁ジュース	183	0.0
	プレーンヨーグルト	93	0.2
	果物（パイナップル）	51	0.0
	中華風あんかけそば	324	1.4
晩	フルーツジュース	212	0.0
	果物（柿）・納豆	55・93	0.0・0.3
	にんにくの味噌漬け	22	0.1
	山芋のぬか漬け	26	0.2
	玄米チャーハン	311	0.7
	しじみの味噌汁	42	1.2
	合　　計	1727	5.5

4日目

	献立名	カロリー (kcal)	塩分 (g)
朝	野菜ジュース・しじみの味噌汁	133・42	0.0・1.2
	果物（なし）・プレーンヨーグルト	46・93	0.0・0.2
	緑茶・ミネラルウォーター	6・0.0	0.0・0.0
昼	フルーツ青汁ジュース	183	0.0
	プレーンヨーグルト	93	0.2
	果物（もも）	41	0.0
	山菜きつねそば	257	1.3
晩	フルーツジュース	212	0.0
	果物（びわ）・納豆	22・93	0.0・0.3
	にんにくの味噌漬け	22	0.1
	山芋のぬか漬け	26	0.2
	山芋のお好み焼き・チキンスープ	424・83	0.9・0.8
	かぼちゃといんげんの煮物	132	0.3
	合　　計	1908	5.5

※オレンジ太字は定番メニューです

済陽先生 Comment　手島さんの場合、注目すべき点は、ジュースを飲み続けて約1カ月で、体温が上昇したことです。これは、ジュースによって体内のミネラルバランスが整い、細胞代謝がよくなった証拠。事実、手島さんの免疫性能測定結果は、インターフェロンα産生能が30,000IU/mlと通常の約3倍もありました（平均は5,000〜10,000IU/ml）。

手島さんの定番メニュー

【朝】野菜ジュース	【朝】【昼】プレーンヨーグルト	【昼】フルーツ青汁ジュース	【晩】にんにくの味噌漬け
【朝】しじみの味噌汁	【朝】緑茶	【晩】フルーツジュース	【晩】山芋のぬか漬け
【朝】【昼】【晩】果物	【朝】ミネラルウォーター	【晩】納豆	

朝 野菜ジュース

材料・作り方（1人分）
① 小松菜（130g）・キャベツ（3枚）・パセリ（3本）・きゅうり（1本）は水洗いする。
② りんご（½個）は皮をむいて芯を取り、大根（2cm）・れんこん（8cm）は皮をむいて輪切りにする。
③ 赤パプリカ（½個）は種とへたを取り、ゴーヤ（⅓本）は縦半分に切って綿を取る。
④ ブロッコリースーパースプラウト（⅓パック）は根元を切り落とす。
⑤ ①・②・③・④・舞茸汁（30ml）※・はちみつ（大さじ1）をジューサーにかける。

※舞茸汁
材料・作り方（1人分）
① 舞茸1パック（100g）を子房に分ける。
② 鍋に①と①が浸るくらいの水（300ml）を入れて火にかけ、強火で加熱する。
③ 沸騰直前で弱火にし、煮汁が30mlになるまで煮詰める。

朝 しじみのみそ汁

材料・作り方（1人分）
① 鍋に水（150ml）と昆布（1g）を入れて火にかけ、沸騰直前に昆布を取り出し、だし汁を作る。
② しじみ（30g）は流水でよく洗う。
③ ①に②を入れて火にかけ、しじみの口が開いたら低塩みそ（小さじ2）を溶き入れる。

朝 緑茶　朝 ミネラルウォーター

材料（1人分）
緑茶……300ml

材料（1人分）
ミネラルウォータ……300ml

朝 昼 プレーンヨーグルト

材料（1人分）
プレーンヨーグルト……150g

朝 昼 晩 果物

材料（1人分）
みかん、ぶどう、キウイなど旬の果物を好みで用意

昼 フルーツ青汁ジュース

材料・作り方（1人分）
① 凍ったままのキューサイの青汁（90g）を、袋を開けずに水（ぬるま湯）につけて解凍する。
② りんご（1½個）・にんじん（2本）・レモン（1個）は洗って皮をむき、ジューサーのサイズに合わせて切る。
③ ②をジューサーにかけ、①・はちみつ（大さじ1）を加えて混ぜる。

晩 フルーツジュース

材料・作り方（1人分）
① グレープフルーツ（1個）・オレンジ（2個）・レモン（1個）は皮をむく。
② ①をジューサーにかけ、はちみつ（大さじ1）を混ぜる。

晩 納豆

材料・作り方（1人分）
① 納豆（1パック）は練りからし（3g）を加え、粘りが出るまでよく混ぜる。

晩 にんにくの味噌漬け

材料・作り方（1人分）
① にんにく（3粒）は皮をむく。
② バットに低塩みそ（適量）の半量を敷き、ガーゼをのせて上に①を並べる。
③ ②にガーゼをのせて低塩みその半量をのせてのばす。
④ ラップをして冷蔵庫に入れて漬け込む。

晩 山芋のぬか漬け

材料・作り方（1人分）
① 山芋（40g）は皮をむき、縦4等分にする。
② ①をぬか床（適量）に入れ、一晩漬け込み翌日取り出して水洗いし、5mm厚さに切る。

手島さん **1**日目｜夕食

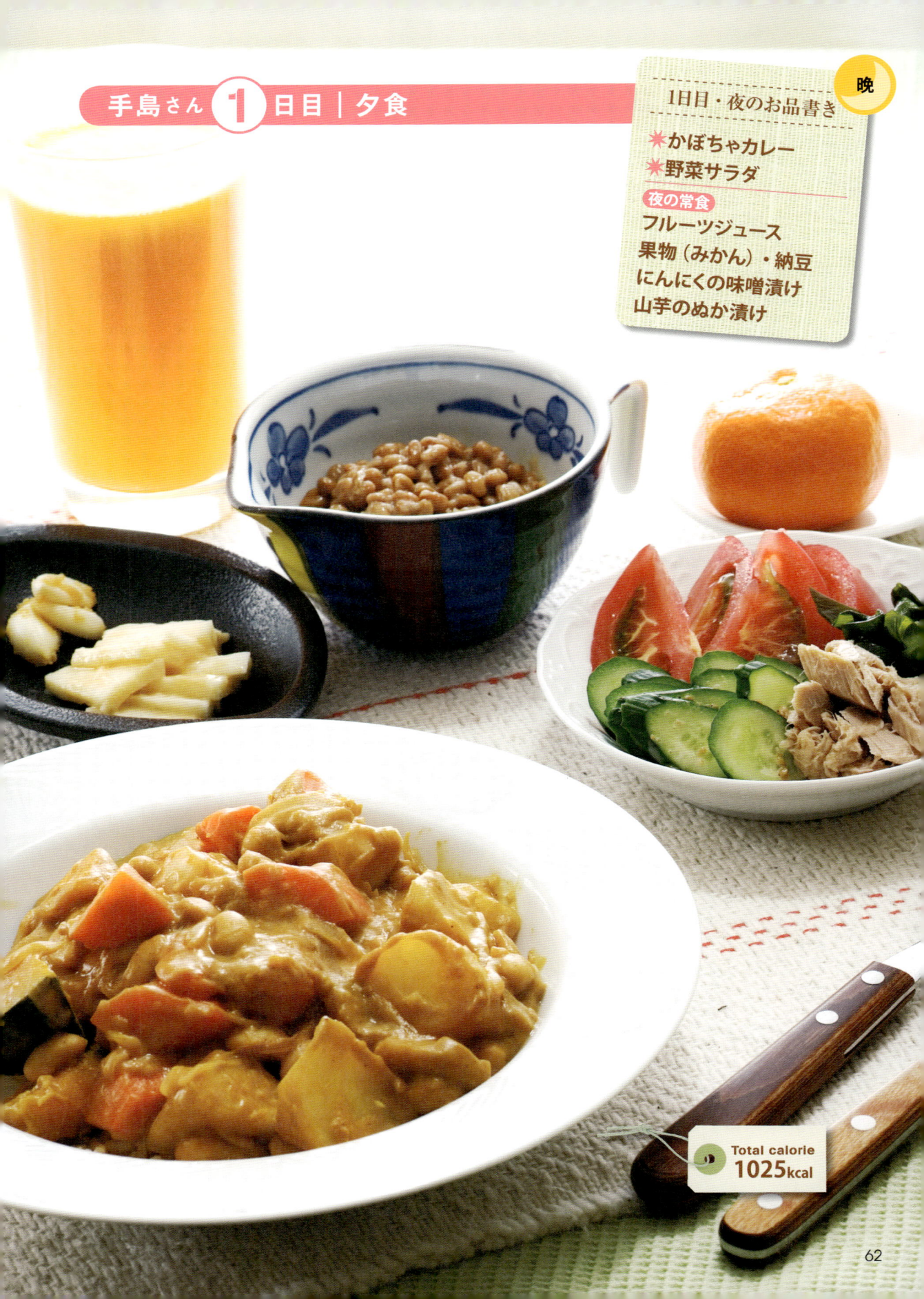

1日目・夜のお品書き 🌙晩

- かぼちゃカレー
- 野菜サラダ

夜の常食
フルーツジュース
果物（みかん）・納豆
にんにくの味噌漬け
山芋のぬか漬け

Total calorie 1025kcal

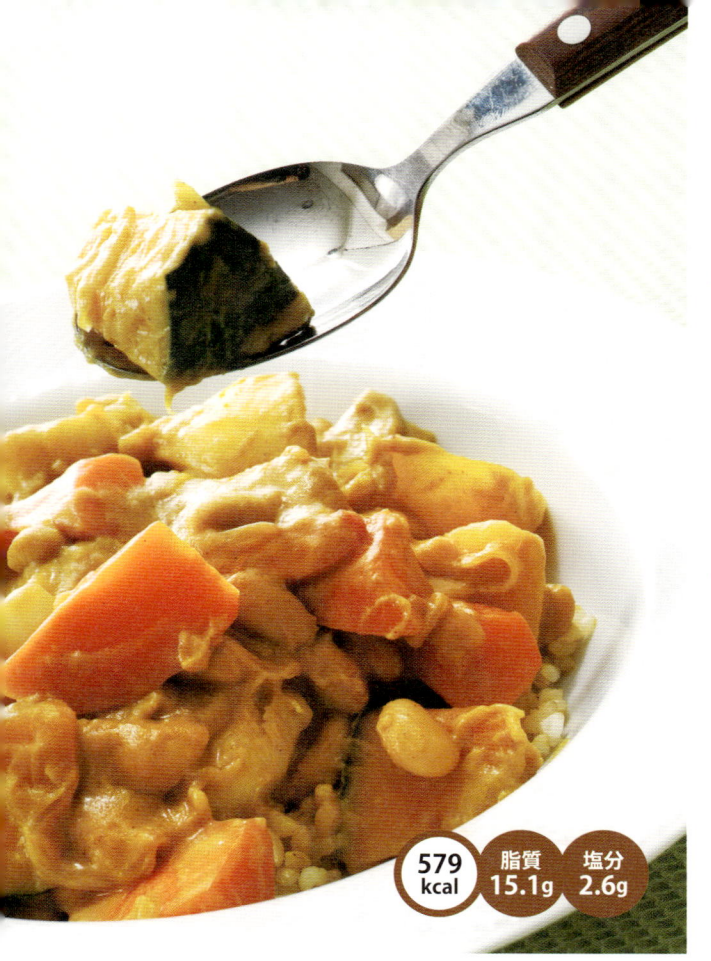

β-カロテンやビタミンなど
がんに効く栄養素がたっぷり
かぼちゃカレー

材料（1人分）
にんじん………30g（3cm）	オリーブ油…2g（小さじ½）
じゃがいも…40g（½個）	ホタテ貝柱…80g（小2個）
里芋…………30g（½個）	豆乳………150㎖（¾カップ）
たまねぎ……40g（⅕個）	大豆（水煮）…………30g
かぼちゃ……………50g	チキンペーストのカレールウ
しょうが………5g（1片）	………………20g（⅔かけ）
にんにく………………5g	玄米ごはん…………80g
エビ…………10g（1尾）	

作り方
❶にんじん・じゃがいも・里芋は皮をむいて2cm大の乱切り、たまねぎは皮をむいて薄切りにする。
❷かぼちゃは種を取り除き、2cm大の乱切り、しょうが・にんにくは皮をむいてみじん切りにする。
❸エビは殻と背綿を取り除く。
❹熱した鍋にオリーブ油を敷き、①・②・③・ホタテ貝柱を炒める。
❺①に豆乳・大豆を加え、カレールウを加えてひと煮立ちする。
❻器にごはんを盛り付け、⑤をかける。

579 kcal　脂質 15.1g　塩分 2.6g

抗酸化力の強いトマトに
わかめの抗がん作用をプラス
野菜サラダ

材料（1人分）
トマト……………………90g（½個）
きゅうり…………………30g（⅓本）
わかめ（乾燥）………………1g
ノンオイルシーチキン…20g（⅒缶）
ごまドレッシング…2.5g（小さじ½）

作り方
❶トマトは4等分のくし切り、きゅうりは2㎜幅の斜め切りにする。
❷わかめは水で戻して、水気をよく切る。
❸器に①・②・油をよく切ったシーチキンを盛り付け、ごまドレッシングをかける。

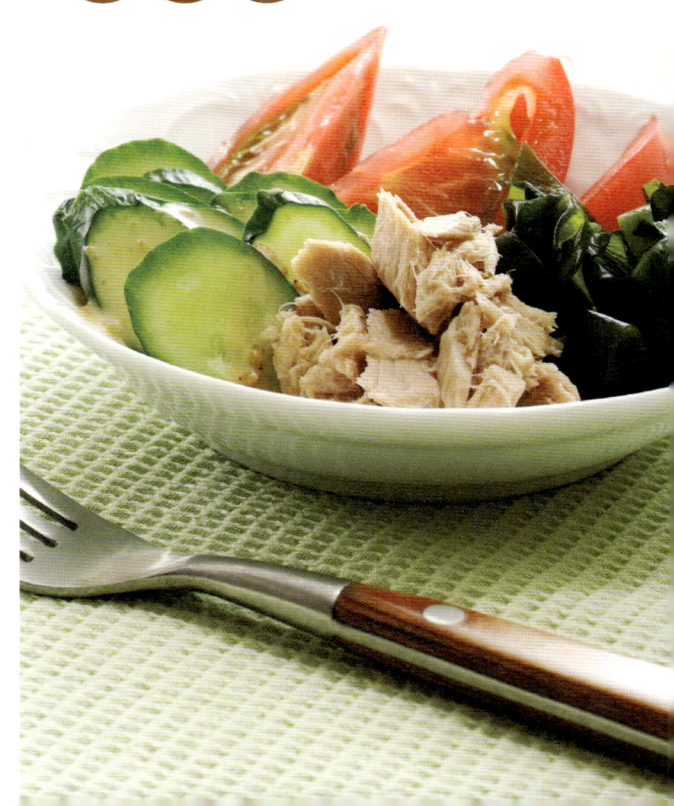

47 kcal　脂質 1.3g　塩分 0.4g

手島さん 2日目｜夕食

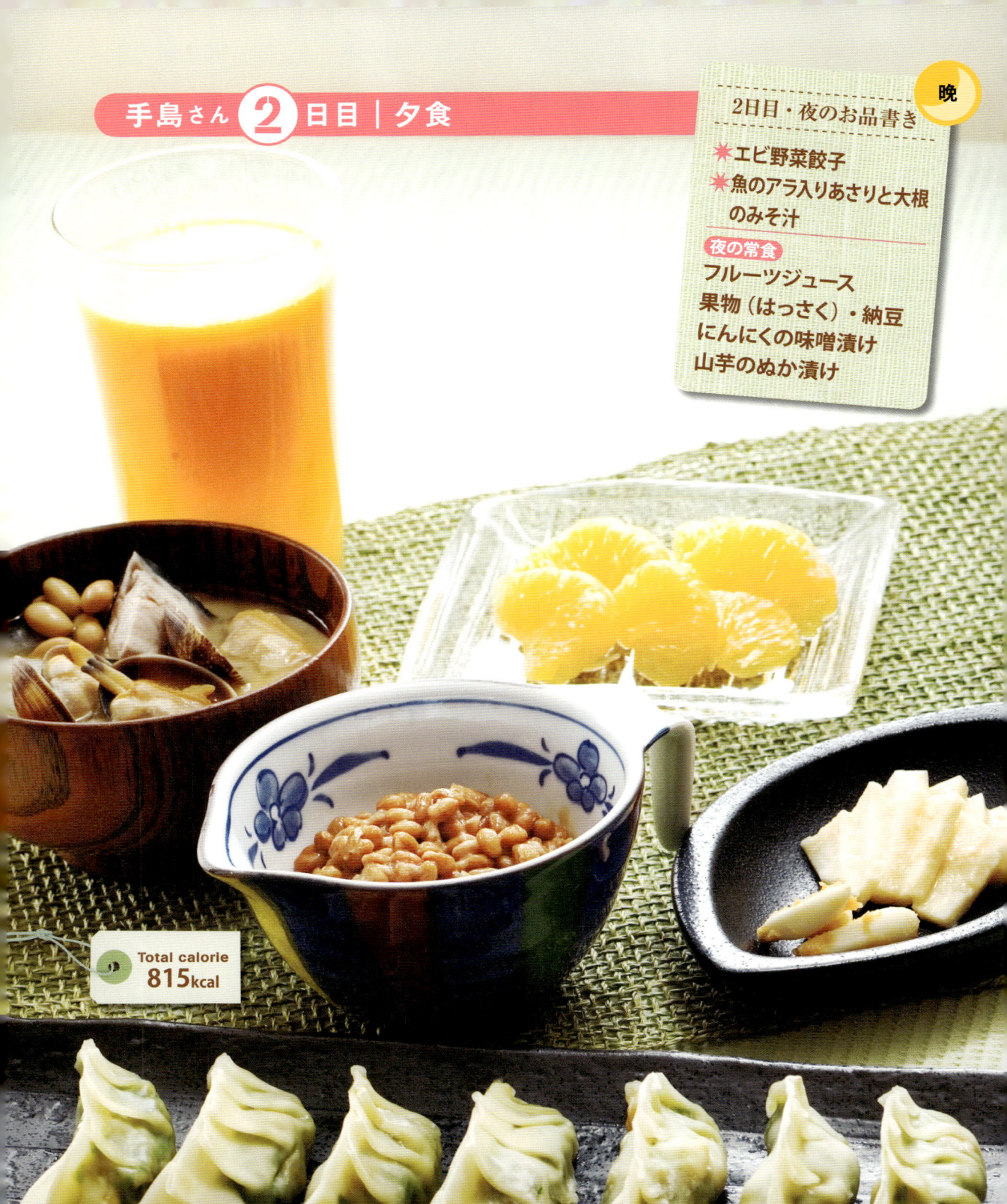

2日目・夜のお品書き 晩

* エビ野菜餃子
* 魚のアラ入りあさりと大根のみそ汁

夜の常食
フルーツジュース
果物（はっさく）・納豆
にんにくの味噌漬け
山芋のぬか漬け

Total calorie **815kcal**

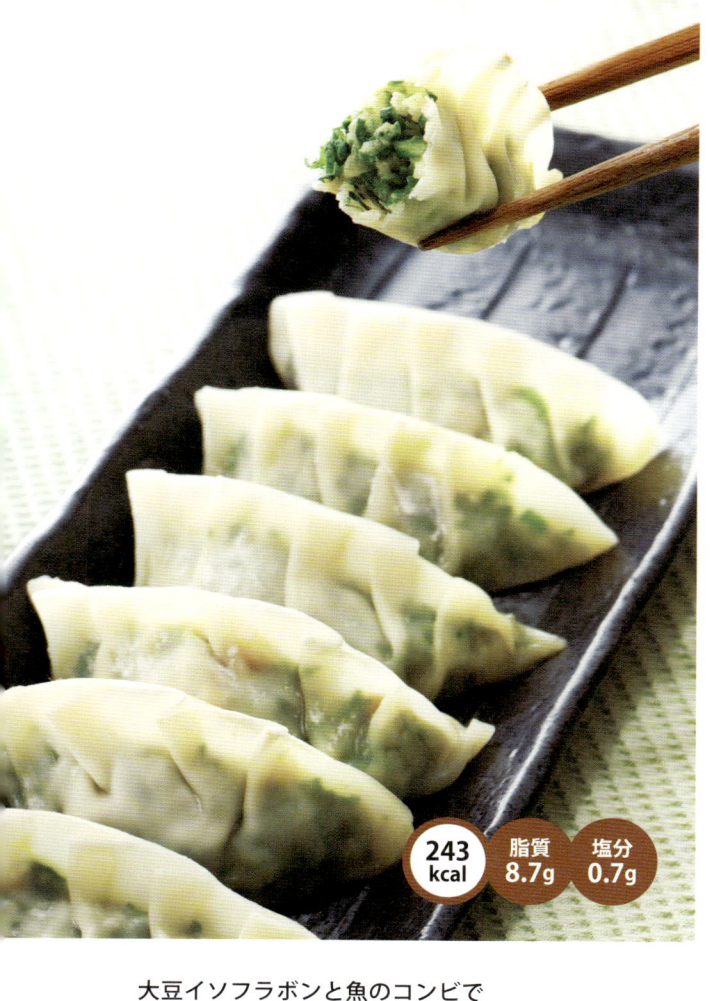

がん抑制の代表選手、
アリシン属（アリウム）野菜をたっぷり入れて
エビ野菜餃子

材料（1人分）

ニラ……………………20g	ごま油………4g（小さじ1）
白菜…………20g（1/5枚）	片栗粉…1.5g（小さじ1/2）
キャベツ……20g（1/3枚）	酒……………15g（大さじ1）
にんにく……2.5g（1/2片）	減塩醤油…6g（小さじ1）
しょうが……2.5g（1/2片）	こしょう…………………少々
かぼちゃ…………………20g	全粒粉の餃子の皮…23g（6枚）
里芋…………20g（1/3個）	ごま油………4g（小さじ1）
エビ……………30g（3尾）	

作り方
❶ニラ・白菜・キャベツはみじん切りにする。
❷しょうが・にんにくは皮をむいてみじん切りにする。
❸かぼちゃと、皮をむいた里芋は小さく切り、電子レンジで柔らかくなるまで加熱してつぶす。
❹エビは殻と背綿を取り、細かく刻む。
❺ボウルに①・②・③・④・ごま油・片栗粉・酒・減塩醤油・こしょうを加えてよく混ぜ、餃子の皮で包む。
❻熱したフライパンにごま油を敷いて、⑤を焼き色がつくまでこんがり焼く。

243 kcal　脂質 8.7g　塩分 0.7g

大豆イソフラボンと魚のコンビで
良質なたんぱく質を補給
魚のアラ入りあさりと大根のみそ汁

材料（1人分）

アラ……………………50g	大豆（水煮）……………20g
あさり（殻つき）………40g	低塩みそ…12g（小さじ2）
大根……………30g（1cm）	昆布………………………1g
わかめ（乾燥）…………1g	水………200mℓ（1カップ）

作り方
❶魚のアラは熱したフライパンで焼き色がつくまで焼く。
❷鍋に水と昆布・①を入れて火にかけ、沸騰直前に昆布を取り出し、だし汁を作る。
❸あさりは流水でよく洗う。
❹大根は皮をむいて1cm角の拍子木切りにする。
❺わかめは水で戻して、水気をきる。
❻②に①・③・④・⑤・大豆を入れて火にかけ、あさりの口が開いたら低塩みそを溶き入れる。

163 kcal　脂質 7.5g　塩分 1.7g

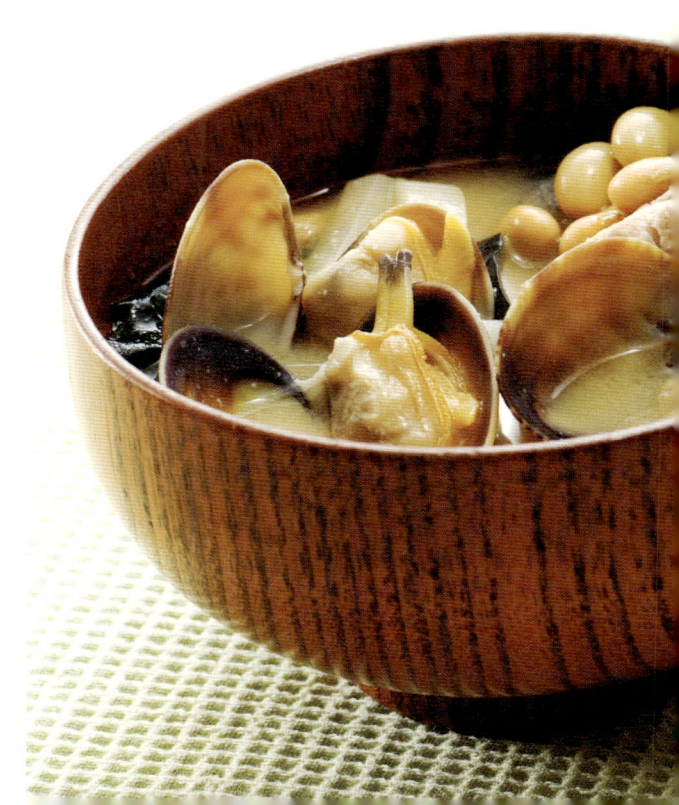

手島さん **3** 日目｜昼食

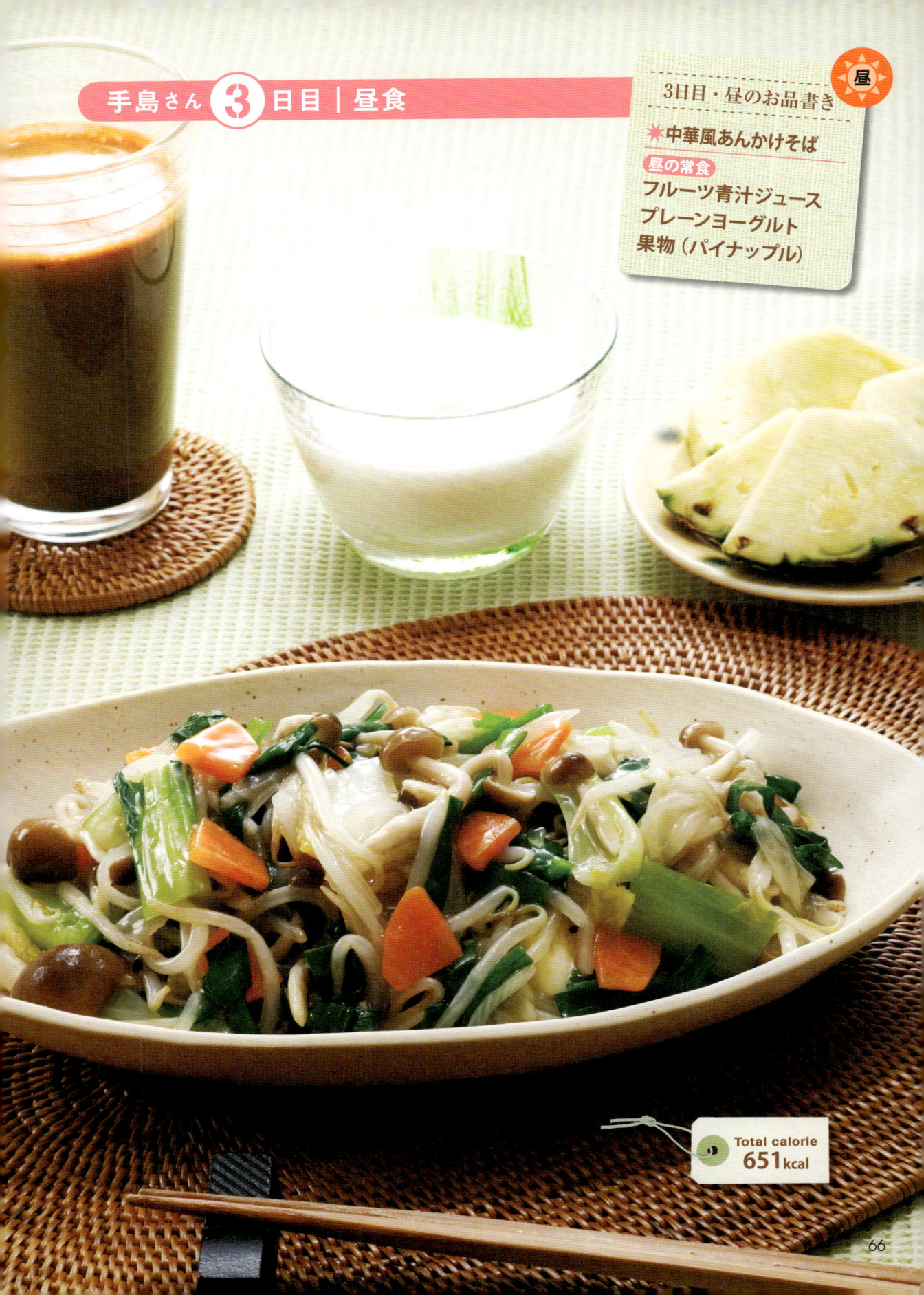

3日目・昼のお品書き

☀ 中華風あんかけそば

昼の常食
フルーツ青汁ジュース
プレーンヨーグルト
果物（パイナップル）

Total calorie 651 kcal

たっぷりの緑黄色野菜ときのこで
免疫力アップのメニューに
中華風あんかけそば

324 kcal　脂質 5.8g　塩分 1.4g

材料（1人分）

- そば（乾燥）………… 50g
- 白菜………… 50g（½枚）
- しめじ…… 50g（½パック）
- たまねぎ…… 30g（⅙個）
- にんにく………… 5g（1片）
- にんじん……… 30g（3cm）
- チンゲン菜………… 40g
- ニラ………………… 30g
- もやし……… 100g（½袋）
- ごま油…… 4g（小さじ1）
- 酒………… 15g（大さじ1）
- 低塩だし醤油…6g（小さじ1）
- 片栗粉……… 9g（大さじ1）
- 水…………… 15g（大さじ1）

作り方

❶ そばを熱湯でゆでてザルにあげる。
❷ 白菜は3cm幅に切り、しめじは小房に分ける。
❸ たまねぎ・にんにくは皮をむいてスライス、にんじんは皮をむいて5mm厚さのいちょう切りにする。
❹ チンゲン菜・ニラは3cm長さに切り、もやしは流水で軽く洗う。
❺ 熱したフライパンにごま油を敷いて、②・③・④を加えてしんなりするまで炒める。
❻ ⑤に酒・低塩だし醤油を加えて調味して、同量の水で溶いた片栗粉を加えてとろみをつける。
❼ ①を器に盛り付け⑥をかける。

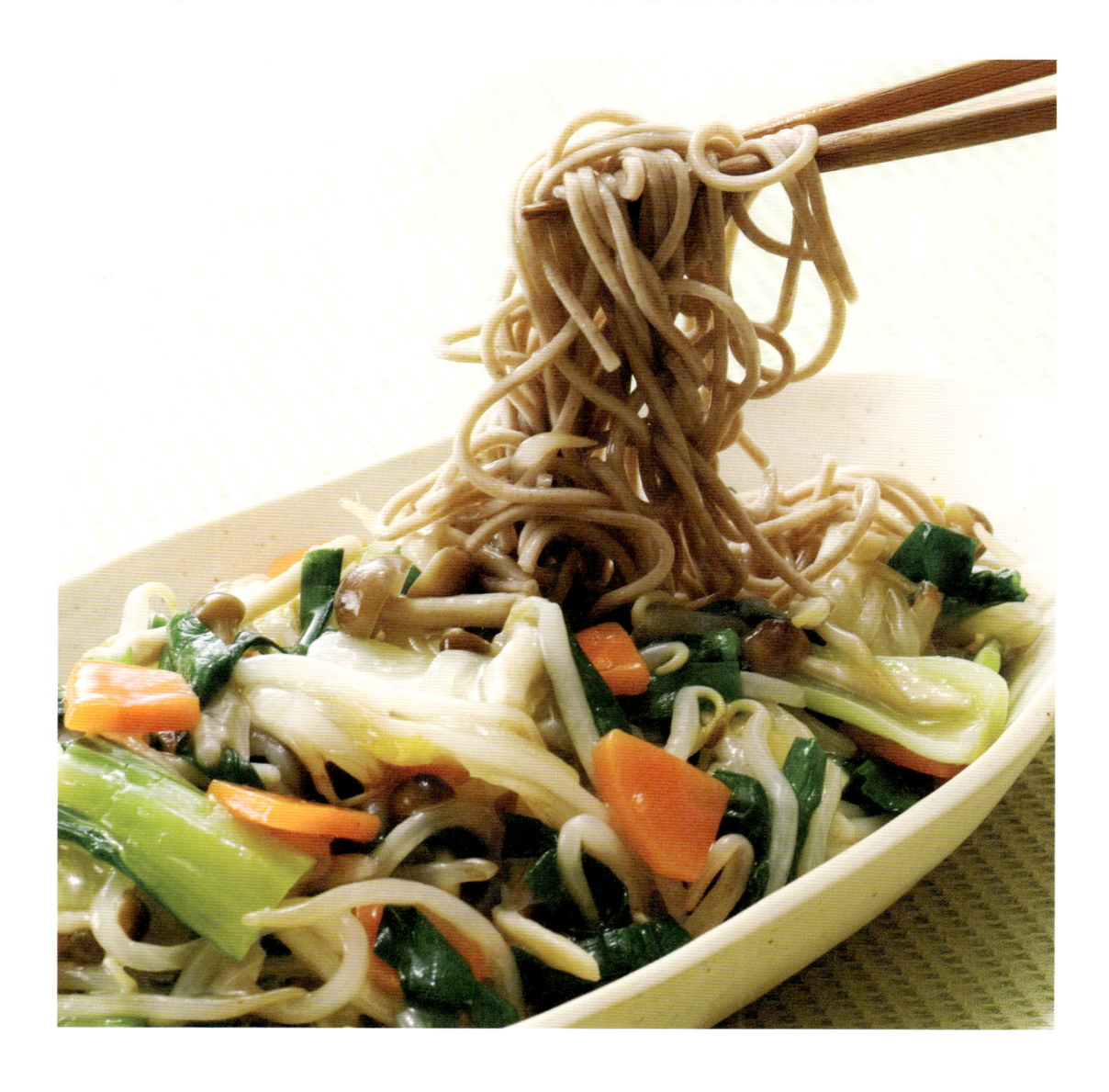

手島さん 4日目｜夕食

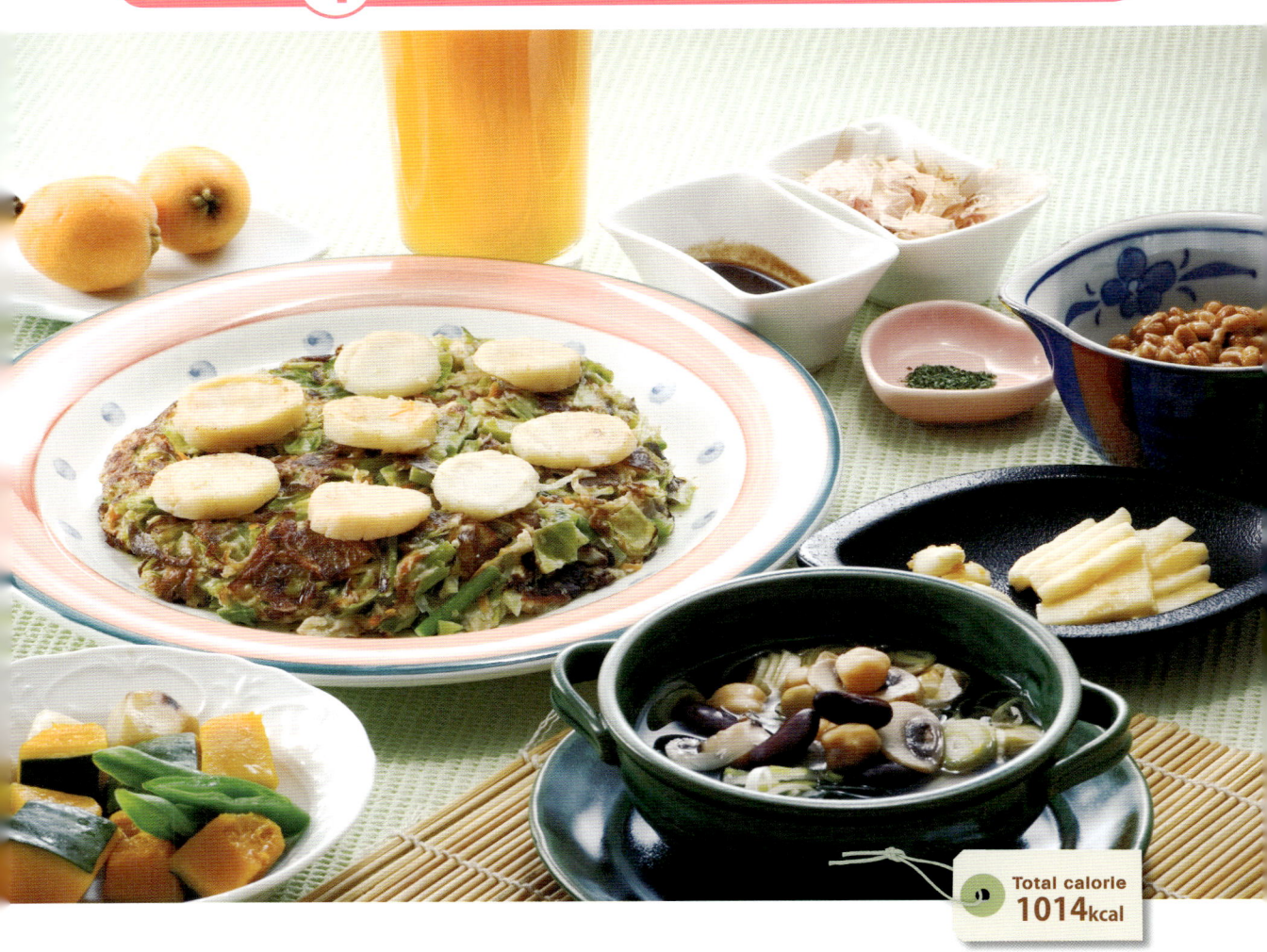

Total calorie 1014kcal

ビタミンC、ビタミンE、β-カロテン
抗がんに有効な栄養素がそろう

かぼちゃといんげんの煮物

132kcal　脂質0.4g　塩分0.3g

材料（1人分）
- かぼちゃ……………………………100g
- 里芋………………………… 60g（1個）
- いんげん…………………… 9g（2本）
- 水…………………… 100mℓ（½カップ）
- めんつゆ（ストレート）…20mℓ（大さじ1⅓）

作り方
❶かぼちゃはひと口大に切り、里芋は皮をむいてひと口大の乱切り、いんげんは両端を切り落として斜めに半分に切る。
❷鍋に①・水・めんつゆを入れて、かぼちゃが柔らかくなるまで煮る。

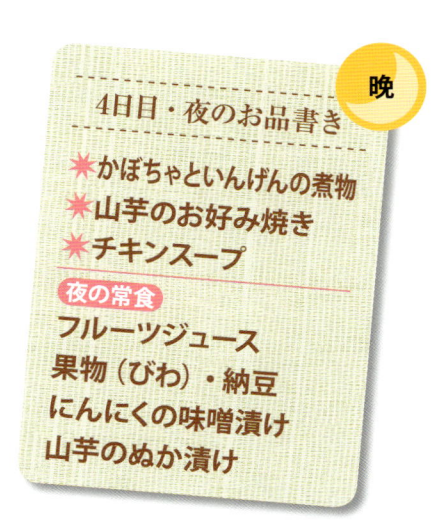

晩　4日目・夜のお品書き

* かぼちゃといんげんの煮物
* 山芋のお好み焼き
* チキンスープ

夜の常食
フルーツジュース
果物（びわ）・納豆
にんにくの味噌漬け
山芋のぬか漬け

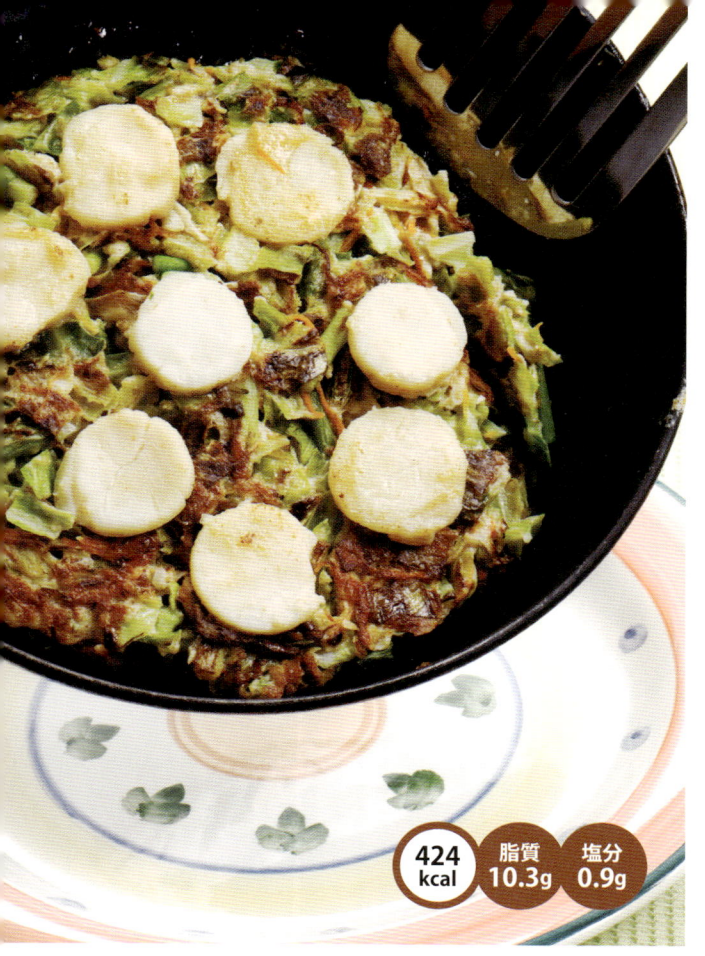

抗がん作用が強く、免疫力が高まる
まいたけを入れるのがポイント
山芋のお好み焼き

材料（1人分）
山芋……………50g　卵……………50g（1個）
キャベツ………180g（3枚）　全粒薄力粉…………10g
長ねぎ…………20g（⅕本）　ごま油………4g（小さじ1）
にんじん………20g（2cm）　有機ソース…6g（小さじ1）
にんにくの芽…………20g　かつお節……………2g
まいたけ…30g（⅓パック）　青海苔………………少々
ホタテ貝柱……100g（2個）

作り方
❶山芋は皮をむいてすりおろす。
❷キャベツは1cm角に切り長ねぎは小口切り、にんじんは皮をむいて2cm長さのせん切り、にんにくの芽は2cm長さに切る。
❸まいたけは小房に分ける。
❹ホタテ貝柱は半分にそぎ切りにする。
❺ボウルに①・②・③・卵・全粒薄力粉を加えてよく混ぜる。
❻熱したフライパンにごま油を敷き⑤を流し入れて丸く成形し、④を並べて中火で両面しっかり焼く。
❼⑥に有機ソース・かつお節・青海苔をかける。

424 kcal　脂質 10.3g　塩分 0.9g

抗がんに有効な野菜は
スープで摂れば栄養素を逃さず吸収
チキンスープ

材料（1人分）
長ねぎ………………30g（⅓本）
マッシュルーム………3g（⅓個）
かぼちゃ………………20g
里芋…………………30g（½個）
わかめ（乾燥）……………1g
ミックスビーンズ（缶詰）……20g
鶏がらスープ…200ml（1カップ）
減塩醤油………3g（小さじ½）

作り方
❶長ねぎは小口切り、マッシュルームはスライスする。
❷かぼちゃはいちょう切り、里芋は皮をむいて1cm角に切る。
❸わかめは水で戻して、水気をきる。
❹鍋に鶏がらスープ・①・②・③・ミックスビーンズを加えてひと煮立ちさせ、減塩醤油で調味する。

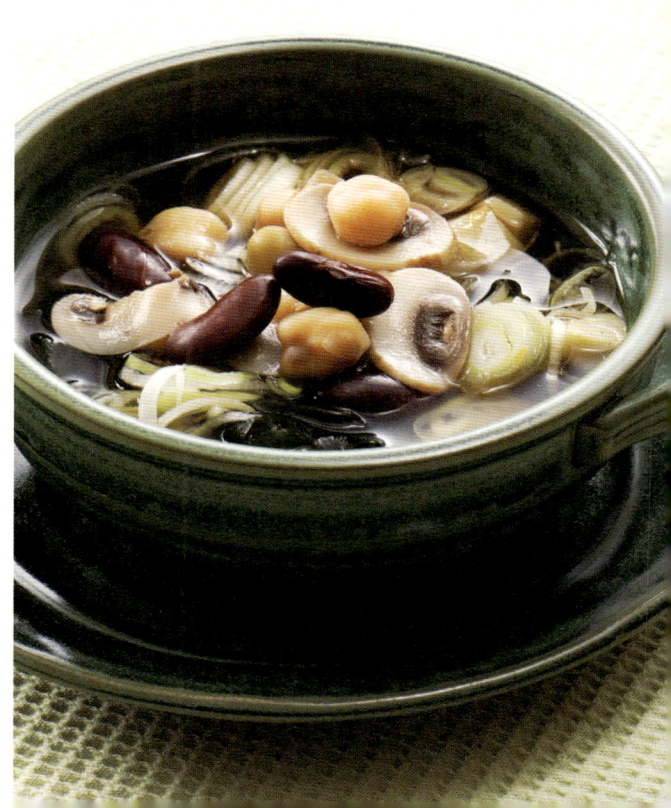

83 kcal　脂質 1.3g　塩分 0.8g

実例レシピ ②

転移がん 直腸がん

会社役員・60歳｜小野寺永輔さん

徹底した食事療法と抗がん剤治療で肺４カ所、肝臓２カ所の腫瘍マーカーが正常化

偏った食事が招いた大病は……

海外駐在経験が多く、当然のように肉中心の食生活でした。日本へ帰国しても海外出張が頻繁で、肉食は相変わらず。忙しいときはファストフードで済ませ、甘すぎるほどのデザートを必ず食べる。逆に野菜はほとんど食べないという相当に偏った高脂肪の食事を継続。その結果、1999年に心筋梗塞を起こしてしまいました。このときは運良く命は取り留めたものの、コレステロールを下げる薬を常用しなくてはならなくなりました。

しかし、その後も妻が私の体を心配して用意してくれる野菜中心の食事から逃れるかのように、好きなものを食べ、お酒を飲み続けていました。そして以前にも増して肉食が多くなり、野菜の摂取量はますます少なくなりました。加えて、睡眠時間もきわめて少なかったのです。

そんな生活が続いた2008年の7月、胸が苦しいような気がして、近くのクリニックを受診しました。このとき持参していた過去の人間ドックの検査データを見た医師に、2年前から血便があることを指摘され、急遽、胃と腸の内視鏡検査をすることに。すると大腸がんが発見されたのです。直ちに大きな病院で全身の検査を受けると、幸いにも転移はなく、直腸腫瘍のみとの結果でした。しかし、腫瘍の位置が肛門に近いため、肛門部を取り除き人工肛門にせざるを得ないとの診断。その年の12月、なんとかして肛門は残したいと思い、探した別の病院で受けた肛門括約筋温存手術に成功。翌年の4月には、小腸につけた仮人工肛門を閉鎖し、やっともとの体に戻ったと喜んだのも束の間、退院前検査で肺に4カ所、肝臓に2カ所の転移が見つかったのです。

70

食生活を180度転換し仕事に復帰！

肝転移したがんが、顕著に縮小

直腸がん切除後、肝臓転移をきたし、肝臓に直径5cmの病巣を認める（左図）。肝動注ポート療法と食事療法を併せて行い顕著に縮小している（右図）。

治療前 2009年10月30日 → **治療後** 2010年3月8日

自己流の食事療法をはじめました。

しかし、独自療法の成果は上がらず、2009年7月に受けたCT検査では、転移がんの増大を確認。抗がん剤を使わない限り余命6カ月、使ったとしても20カ月くらいしか延命できないと宣告されてしまいました。済陽先生の著書に出合ったのはそんなときでした。

主治医からは抗がん剤治療を勧められました。しかし、母や友人たちが抗がん剤を使い、苦しみながら他界した姿を目にしていたので、抗がん剤を使わず自力で治そうと決意。いろいろな書物を読み、

さっそく済陽先生と面談し、直接食事指導を受けることになりました。毎月1回、名古屋から上京し指導を受けていましたが、容態はなかなか好転せず、済陽先生からも食事療法と抗がん剤の併用を提案されました。最初は拒否しましたが「自分が責任を持ってやる」とまで言ってくださる先生の熱意に押され、副作用のほとんどない肝動脈注入ポートでの抗がん剤使用に同意、2009年11月から治療を開始しました。入院治療後は、上昇を続けていた腫瘍マーカーも徐々に低下

し、現在は月に1度の治療を継続中です。一方で、ライフスタイルの改善も徹底的に行いました。妻の協力のもと、肉をやめ、野菜を中心に、魚貝類、豆類などの食事に切り替え。素材は農薬を一切使わないものを厳選して調達します。

仕事に復帰してからは、昼は弁当を持参。夜の会食がある場合は、食べるものを決め、ルールから外れるものは一切口にしません。もちろん、お酒は飲まず、ウーロン茶などでお付き合い。出張のときは、持参した全粒粉のパンとニンジンジュースを部屋で摂り、ホテルのブッフェでサラダとフルーツを選ぶといった具合です。こうして、仕事仲間とも以前と変わらぬ付き合いを続けています。

また、朝は起床後に体操とウォーキング、夜はできるだけ早く眠るよう心がけています。このようなスタイルで、現在も仕事と闘病をうまく両立させています。

小野寺さん・4日間の実例メニュー表

1日目

	献立名	カロリー(kcal)	塩分(g)
朝	玄米ごはん	175	0.0
	野菜ジュース	179	0.0
	レモン搾り汁・天然水素水	97・0.0	0.0・0.0
	プレーンヨーグルト	62	0.1
	なめこの味噌汁	64	1.4
昼	しそごはん	83	0.0
	新キャベツの甘酢あん炒め	92	1.1
	たまねぎとにんじんとコーンのスープ	41	0.3
	りんごのくず湯	170	0.0
晩	野菜ジュース・玄米ごはん	179・175	0.0・0.0
	和風のミネストローネ	108	0.9
	ごま豆腐	66	0.2
	菜の花のからしじょうゆ和え	31	1.7
	もずくの酢の物	14	0.1
	合計	1536	5.8

2日目

	献立名	カロリー(kcal)	塩分(g)
朝	玄米ごはん・野菜ジュース	175・179	0.0・0.0
	レモン搾り汁・天然水素水	97・0.0	0.0・0.0
	プレーンヨーグルト	62	0.1
	キャベツのシラス干し漬け	26	0.7
	豆腐とわかめの味噌汁	115	1.5
昼	ひじき玄米ごはん	191	0.4
	切り干し大根・温野菜	68・109	0.4・0.3
	玄米スープ	92	0.5
	みかん	46	0.0
晩	野菜ジュース	179	0.0
	玄米ごはん	175	0.0
	豆腐ステーキ	196	0.6
	サケとしめじのみぞれ汁	50	0.8
	きゅうりの酢のもの	24	0.3
	合計	1784	5.6

3日目

	献立名	カロリー(kcal)	塩分(g)
朝	玄米ごはん・野菜ジュース	175・179	0.0・0.0
	レモン搾り汁・天然水素水	97・0.0	0.0・0.0
	プレーンヨーグルト	62	0.1
	しじみの味噌汁	67	1.4
	大根葉のふりかけ	60	0.7
昼	玄米ごはん・玄米スープ	175・91	0.0・0.3
	みかん	46	0.0
	ひじきの煮物	107	0.8
	かぼちゃサラダ	121	0.2
晩	野菜ジュース	179	0.0
	高野豆腐と白菜の卵とじ	110	0.8
	桜海老と青菜の玄米炊き込みご飯	169	0.5
	切り干し大根のわかめ酢	31	0.7
	しいたけとエリンギのグリル	42	0.0
	合計	1711	5.5

4日目

	献立名	カロリー(kcal)	塩分(g)
朝	玄米ごはん・野菜ジュース	175・179	0.0・0.0
	レモン搾り汁・天然水素水	97・0.0	0.0・0.0
	プレーンヨーグルト	62	0.1
	里芋とにんじんのごぼう入り味噌汁	112	1.4
	タコのマリネ	125	0.8
昼	しいたけ入りとろろあったかそば	290	1.4
	くずプリン	85	0.0
晩	野菜ジュース	179	0.0
	玄米ごはん	175	0.0
	長芋のガーリック焼きカレー風味	72	0.1
	大豆と根菜のくず汁	114	0.4
	かぶの酢の物・手づくりふりかけ	30・66	0.3・0.4
	合計	1761	4.9

※オレンジ太字は定番メニューです

済陽先生 Comment

小野寺さんの肝臓の2カ所に転移した腫瘍は、5cmと3cmの確固たる転移病巣でしたが、肺の4カ所の腫瘍は直径1cm弱のもので、PET測定上では、Standard UptakeValueが3以下の弱々しい（=細胞増殖の勢いが弱い）ものでした。ですから、肺の病巣は食事療法をきちんと行えば十分治癒するだろうと思いました。小野寺さんは積極的にライフスタイルを見直し、食事を180度転換して取り組んでくださったので、今では肺の腫瘍はほとんど消失しています。

小野寺さんの定番メニュー

【朝】【晩】玄米ごはん	【朝】天然水素水
【朝】【晩】野菜ジュース	【朝】プレーンヨーグルト
【朝】レモン搾り汁	

朝 晩　玄米ごはん

材料（1人分）
玄米……………………50g
水………………………75mℓ

作り方
❶玄米を洗う。
❷①・水を炊飯器に入れて炊く。

175 kcal　脂質 1.4g　塩分 0.0g

朝 晩　野菜ジュース

材料（1人分）
にんじん……800g（4本）
レモン………100g（1個）
りんご………200g（1個）
小松菜…………………30g
キャベツ………60g（1枚）
パセリ……………3g（2本）

作り方
❶にんじん・レモンは皮をむく。
❷りんごは皮をむき芯を取る。
❸小松菜・キャベツ・パセリは水洗いする。
❹①・②・③をジューサーにかける。

朝　レモン搾り汁

材料・作り方（1人分）
❶レモン（2個）は皮をむいて絞り、グラスに注ぐ。
❷①にマヌカはちみつ（大さじ1）を加えてよく混ぜる。

朝　天然水素水

材料（1人分）
天然水素水………200mℓ

朝　プレーンヨーグルト

材料（1人分）
ヨーグルト（プレーン）………100g

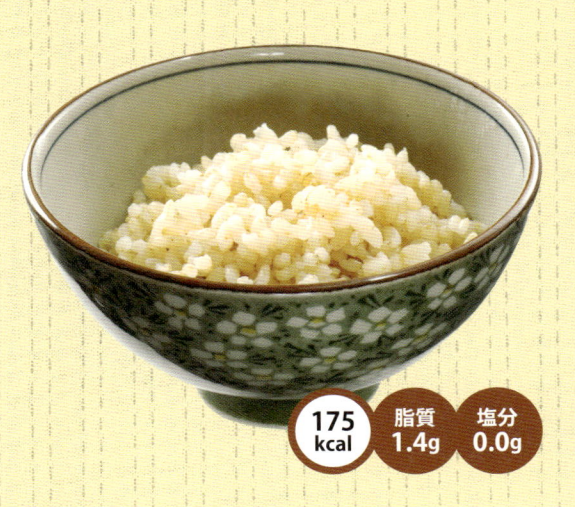

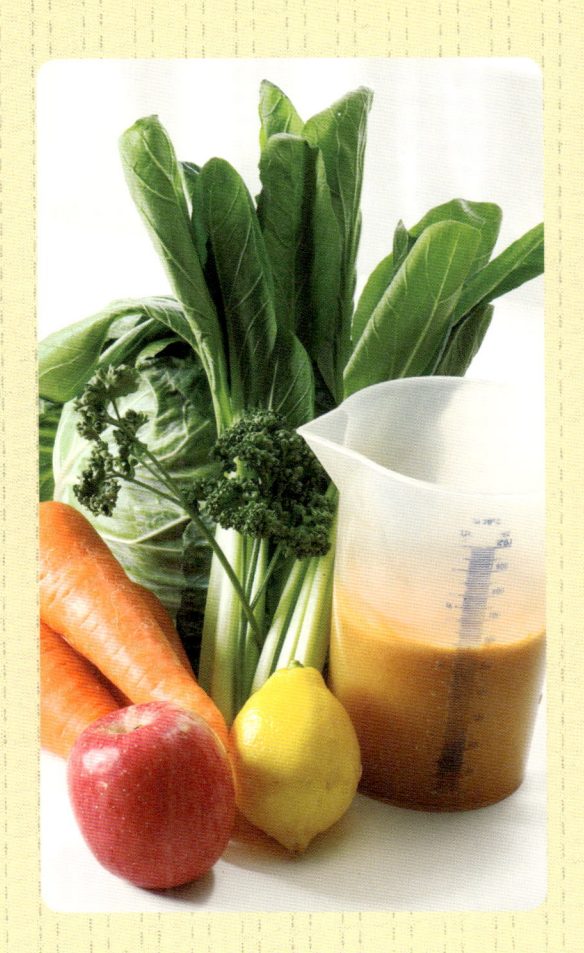

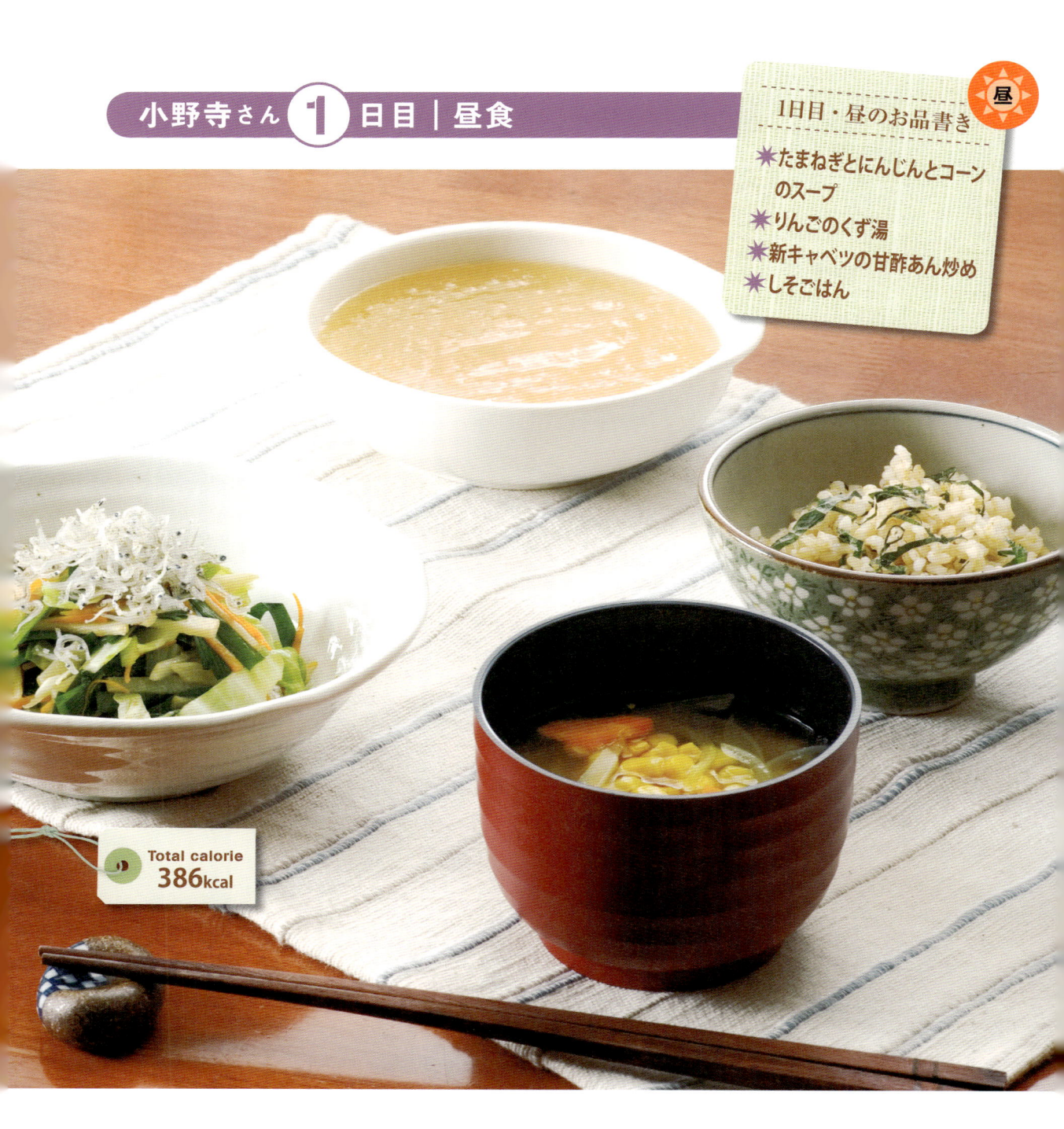

小野寺さん ① 日目｜昼食

1日目・昼のお品書き
- たまねぎとにんじんとコーンのスープ
- りんごのくず湯
- 新キャベツの甘酢あん炒め
- しそごはん

Total calorie **386kcal**

血液サラサラ、心臓病予防のたまねぎは
スープで摂れば栄養を逃さず◎

たまねぎとにんじんとコーンのスープ

41kcal 脂質 0.5g 塩分 0.3g

材料（1人分）
たまねぎ……………………30g　コーン缶………………10g
にんじん……………20g（2cm）　こしょう……………少々
鶏がらだし……200mℓ（1カップ）

作り方
❶たまねぎは皮をむいて薄くスライス、にんじんは皮をむいて5mm厚さのいちょう切りにする。
❷鍋に鶏がらだしを入れて火にかけ、①・水を切ったコーン・こしょうを加えてひと煮立ちさせる。

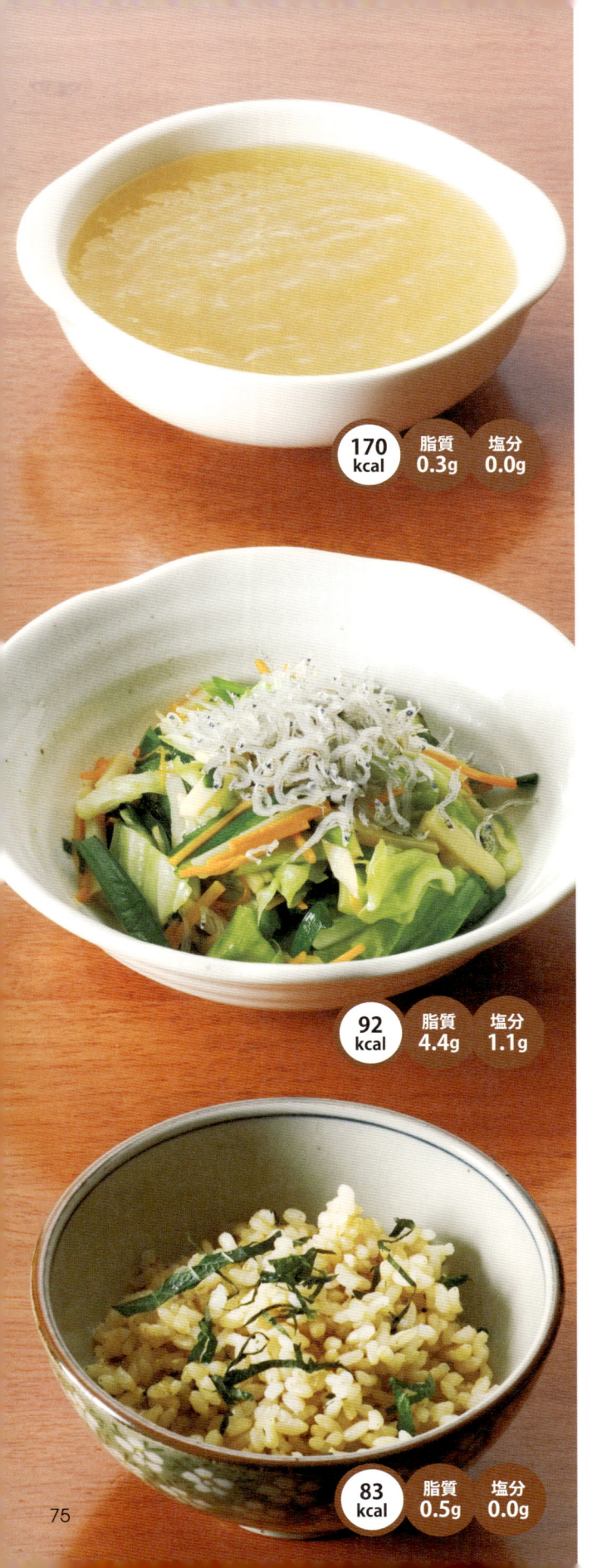

がん予防のポリフェノールがたっぷり
お腹の調子も整えてくれる
りんごのくず湯

材料（1人分）
りんご……150g（½個）　はちみつ…21g（大さじ1）
レモン………20g（⅕個）　水………300㎖（1½カップ）
葛粉………20g（大さじ2）

作り方
❶りんごは皮をむいて芯を取ってすりおろす。
❷レモンは絞って①にかける。
❸鍋に葛粉・水を加えてよく混ぜ、火にかけて透き通るまで煮る。
❹③に②を加えてよく混ぜ、はちみつを加える。

170 kcal　脂質 0.3g　塩分 0.0g

しょうがで体ポッカポカ
酢のクエン酸効果で疲労回復にも
新キャベツの甘酢あん炒め

材料（1人分）
キャベツ………60g（1枚）　みりん……3g（小さじ½）
にんじん………20g（2㎝）　減塩塩………………1g
たけのこ……………30g　　本葛粉……1g（小さじ⅓）
しょうが…………2.5g　　水………2g（小さじ½弱）
ニラ………………30g　　ごま油……4g（大さじ⅓）
米酢………2.5（小さじ½）　ちりめんじゃこ………8g
減塩醤油…3g（小さじ½）

作り方
❶キャベツは3㎝角に切り、にんじんは皮をむいてせん切り、たけのこは根元を切り落としてせん切りにする。
❷しょうがは皮をむいてせん切り、ニラは根元を切り落として3㎝長さに切る。
❸ボウルに米酢・減塩醤油・みりん・減塩塩・本葛粉・水を合わせておく。
❹熱したフライパンにごま油を敷いて①を強火でしんなりするまで炒め、②・ちりめんじゃこを加えて全体を軽く炒める。
❺④によく混ぜた③を加えて手早く混ぜ合わせ、とろみがついたら火を止める。

92 kcal　脂質 4.4g　塩分 1.1g

しそのの香りには殺菌作用があり
食欲がないときにもおすすめ
しそごはん

材料・作り方（1人分）
❶玄米（50g）を洗う。
❷①・水（75㎖）を炊飯器に入れて炊く。
❸炊きあがった②にせん切りにした青じそ（1枚）を混ぜる。

83 kcal　脂質 0.5g　塩分 0.0g

小野寺さん 2日目 | 昼食

2日目・昼のお品書き
- ひじき玄米ごはん
- 切り干し大根
- 玄米スープ
- 温野菜
- みかん

Total calorie 506kcal

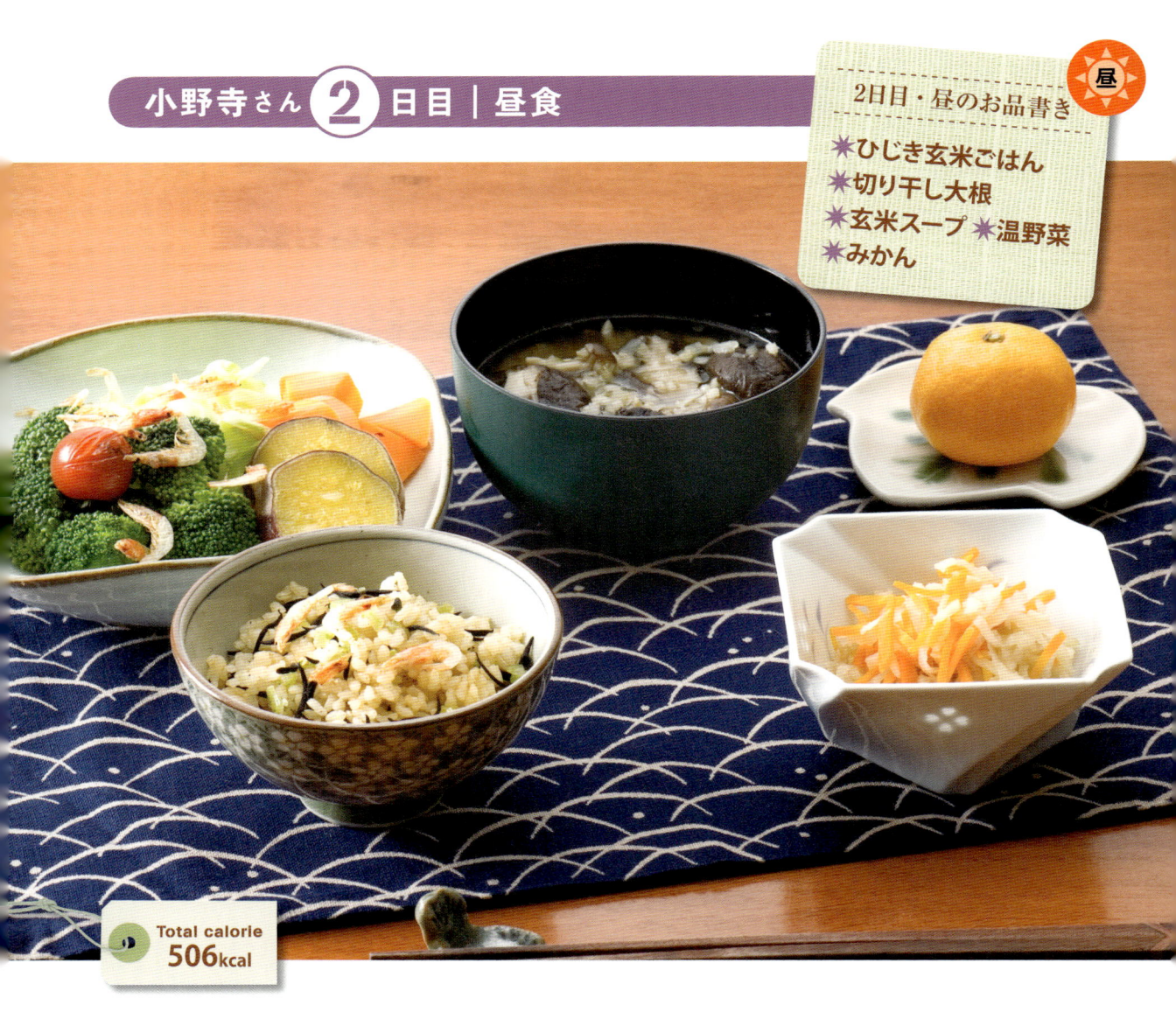

体内の有害物質を排出
肝機能の強化にも有効

ひじき玄米ごはん

191kcal 脂質 1.5g 塩分 0.4g

材料（1人分）
- 玄米……………50g
- ひじき（乾燥）……1g
- 水………………75ml
- 大根葉……………10g
- 桜エビ………3g（小さじ1/3）
- 減塩醤油……3g（小さじ1/2）

作り方
1. 玄米を洗い、ひじきは水で戻して水気をきる。
2. ①・水・減塩醤油・桜エビを炊飯器に入れて炊く。
3. 大根葉はみじん切りにする。
4. 炊きあがった②に③を加えて、全体を混ぜる。

干した大根は生よりも
栄養がぐんとアップ！

切り干し大根

68kcal 脂質 0.1g 塩分 0.4g

材料（1人分）
- 切干大根（乾燥）……10g
- にんじん………30g（3cm）
- みりん………6g（小さじ1）
- 三温糖……3g（小さじ1）
- 減塩醤油……2g（小さじ1/3）
- 水………100ml（1/2カップ）
- 昆布……………………1g

作り方
1. 鍋に水と昆布を入れて火にかけ、沸騰直前に昆布を取り出し、だし汁を作る。
2. 切干大根は水で戻して食べやすい大きさに切り、にんじんは皮をむいてせん切りにする。
3. ①にみりん・三温糖・減塩醤油を加えてひと煮立ちさせ、②を加えて水分がなくなるまで、中火で煮る。

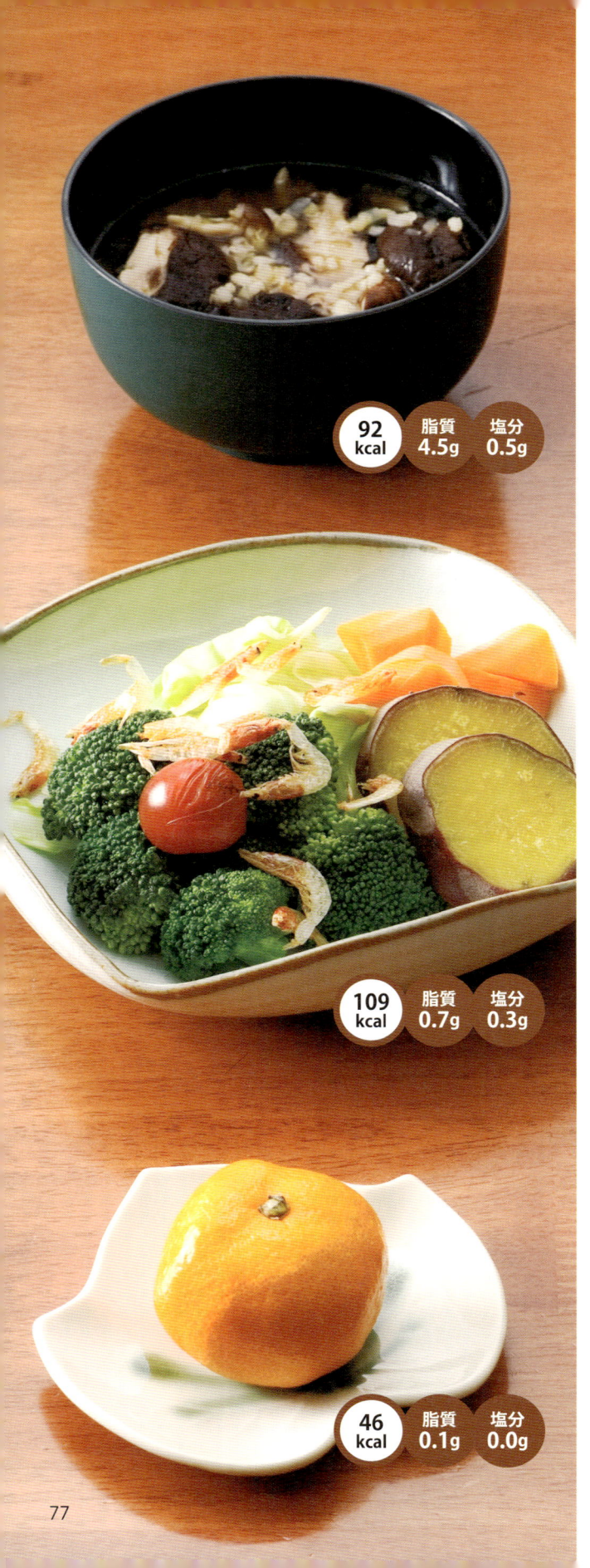

消化のよくない玄米は
リゾット風にして食べやすく
玄米スープ

材料（1人分）
たまねぎ………20g（1/10個）	玄米ごはん……………20g
セロリ…………30g（1/5本）	固形コンソメ……1g（1/5個）
しめじ……30g（1/4パック）	水…………400mℓ（2カップ）
しいたけ………20g（2枚）	こしょう………………少々
オリーブ油……4g（小さじ1）	

作り方
❶たまねぎは皮をむいてみじん切り、セロリは筋を除いてみじん切りにする。
❷しめじは根元を切り落として小房に分け、しいたけは石づきを取り半分に切る。
❸熱した鍋にオリーブ油を敷き、①・②・玄米ごはんを全体がしんなりするまで炒め合わせる。
❹③に固形コンソメ・水を加えて弱火で10分煮て、こしょうで調味する。

92 kcal　脂質 4.5g　塩分 0.5g

緑黄色野菜&芋類の組み合わせは
抗がんに効果を発揮
温野菜

材料（1人分）
ブロッコリー……50g（1/4株）	ミニトマト………17g（1個）
キャベツ…………60g（1枚）	桜エビ………3g（大さじ1/3）
にんじん…………40g（4cm）	あみエビ……3g（大さじ1/3）
さつまいも……30g（1/3本）	柚子果汁……5g（大さじ1/3）

作り方
❶ブロッコリーは小房に分け、キャベツはひと口大に切る。
❷にんじんは皮をむいてひと口大に切り、さつまいもは1cm厚さの輪切りにする。
❸蒸気の上がった蒸し器で①・②を柔らかくなるまで蒸す。
❹ミニトマトはオーブントースターで焼き目がつくまで焼く。
❺③・④に桜エビ・あみエビ・柚子果汁をかける。

109 kcal　脂質 0.7g　塩分 0.3g

β-クリプトキサンチンが
発がんを抑制
みかん

材料（1人分）
みかん………100g（1個）

46 kcal　脂質 0.1g　塩分 0.0g

小野寺さん 3日目｜夕食

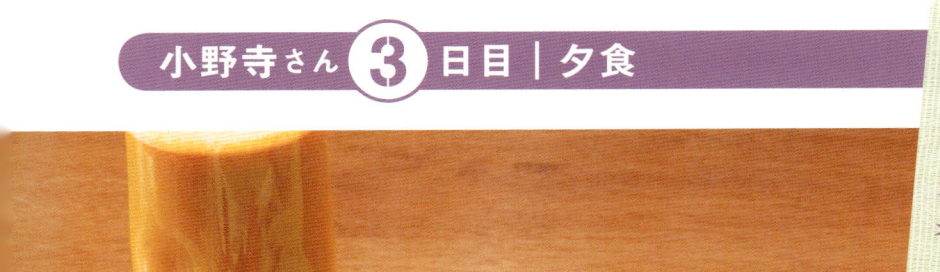

3日目・夜のお品書き
* 高野豆腐と白菜の卵とじ
* 切り干し大根のわかめ酢
* しいたけとエリンギのグリル
* 桜海老と青菜の玄米炊き込みご飯

※常食の玄米を調理法を変えて摂ります。

夜の常食
野菜ジュース

Total calorie 531 kcal

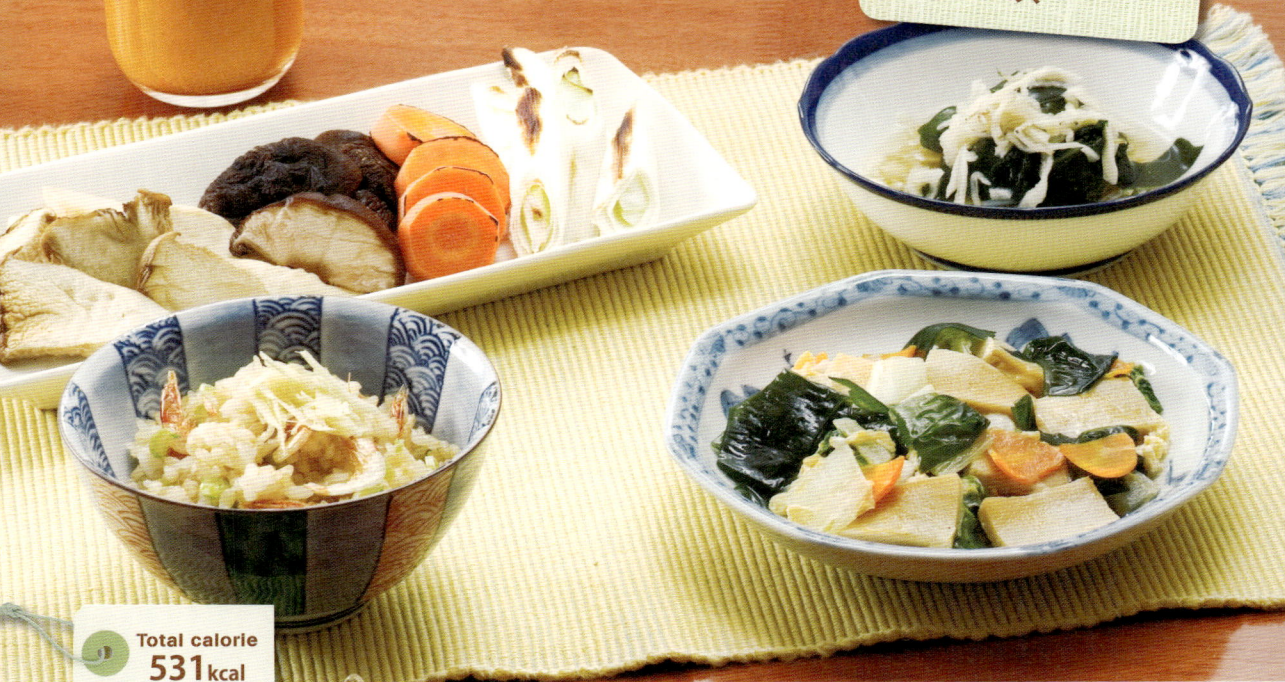

高野豆腐のたんぱく質は豆腐の7倍！
大豆サポニンもしっかり摂れる

高野豆腐と白菜の卵とじ

110 kcal / 脂質 4.0g / 塩分 0.8g

材料（1人分）
- 高野豆腐……… 5g（¼個）
- 白菜………… 40g（⅙束）
- にんじん……… 20g（2cm）
- たまねぎ…… 20g（⅒個）
- わかめ（乾燥）……… 1g
- みりん…… 9g（大さじ½）
- 黒砂糖…… 1.5g（小さじ¼）
- 減塩醤油… 2g（小さじ½）
- 減塩塩………………… 0.5g
- 卵………………… 25g（½個）
- 昆布……………………… 1g
- 水……… 100mℓ（½カップ）

作り方
❶鍋に水と昆布を入れて火にかけ、沸騰直前に昆布を取り出し、だし汁を作る。
❷高野豆腐は水で戻して水気をよく切り、5mm厚さに切る。
❸白菜は高野豆腐と大きさを合わせる。
❹にんじんは皮をむいて1cm厚さのいちょう切り、たまねぎは皮をむいて4等分に切る。
❺わかめは水で戻して、水気をよく切る。
❻①にみりん・黒砂糖・減塩醤油・減塩塩を加えて火にかけ、②・③・④を加えて弱火で約5分煮る。
❼⑥に溶きほぐした卵を加え、⑤を散らして約2分蒸す。

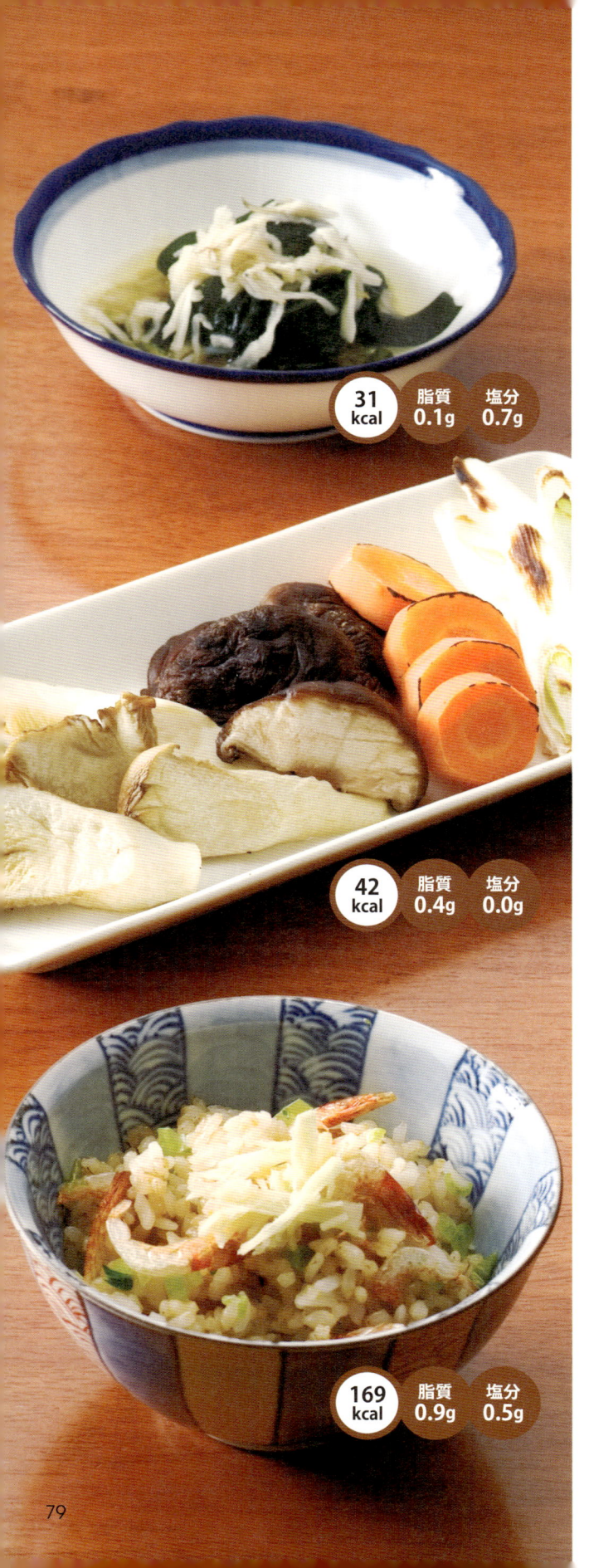

切り干し大根、わかめ、酢には
がんを撃退する要素がいっぱい
切干大根のわかめ酢

材料（1人分）

切干大根（乾燥）………5g	みりん………3g（小さじ½）
わかめ（乾燥）………0.5g	ちりめんじゃこ…3g（大さじ⅓）
米酢………5g（小さじ1）	すりごま………少々
減塩醤油…3g（小さじ½）	昆布………1g
	水………100ml（½カップ）

作り方
❶鍋に水と昆布を入れて火にかけ、沸騰直前に昆布を取り出し、だし汁を作る。
❷切干大根は水で洗って戻し、水気をよく切って3cm長さに切る。
❸わかめは水で戻す。
❹①に米酢・減塩塩・みりんを加え、②・③・ちりめんじゃこ・すりごまを加え、冷蔵庫で半日おく。

31 kcal　脂質 0.1g　塩分 0.7g

強力な抗がん作用のあるきのこ類に
レモンのクエン酸をプラス
しいたけとエリンギのグリル

材料（1人分）

しいたけ………40g（4枚）	にんじん………40g（4cm）
エリンギ………50g（大1本）	長ねぎ………40g（⅓本）
	レモン果汁…5g（小さじ1）

作り方
❶しいたけは石づきをとり半分のそぎ切り、エリンギは1cm厚さの斜め切りにする。
❷にんじんは皮をむいて1cm厚さの輪切り、長ねぎは3cm長さの斜め切りにする。
❸①・②をトースターで焼き目がつくまで焼く。
❹③にレモン果汁をかける。

42 kcal　脂質 0.4g　塩分 0.0g

大根の葉は栄養満点の緑黄色野菜
体を温めるしょうがも加えて
桜えびと青菜の玄米炊き込みご飯

材料（1人分）

玄米………20g	桜エビ………4g
白米………20g	酒………5g（小さじ1）
水………40ml	みりん………2g（小さじ⅓）
しょうが………少々	減塩醤油…2g（小さじ⅓）
大根葉………10g	減塩塩………0.5g

作り方
❶玄米と白米を混ぜて洗う。
❷しょうがは皮をむいてせん切りにする。
❸大根葉は熱湯で軽くゆでてみじん切りにする。
❹土鍋に①・②・桜エビ・水・酒・みりん・減塩醤油・減塩塩を加えて炊く。
❺炊きあがった④に③を加えて全体を混ぜる。

169 kcal　脂質 0.9g　塩分 0.5g

小野寺さん 4日目｜夕食

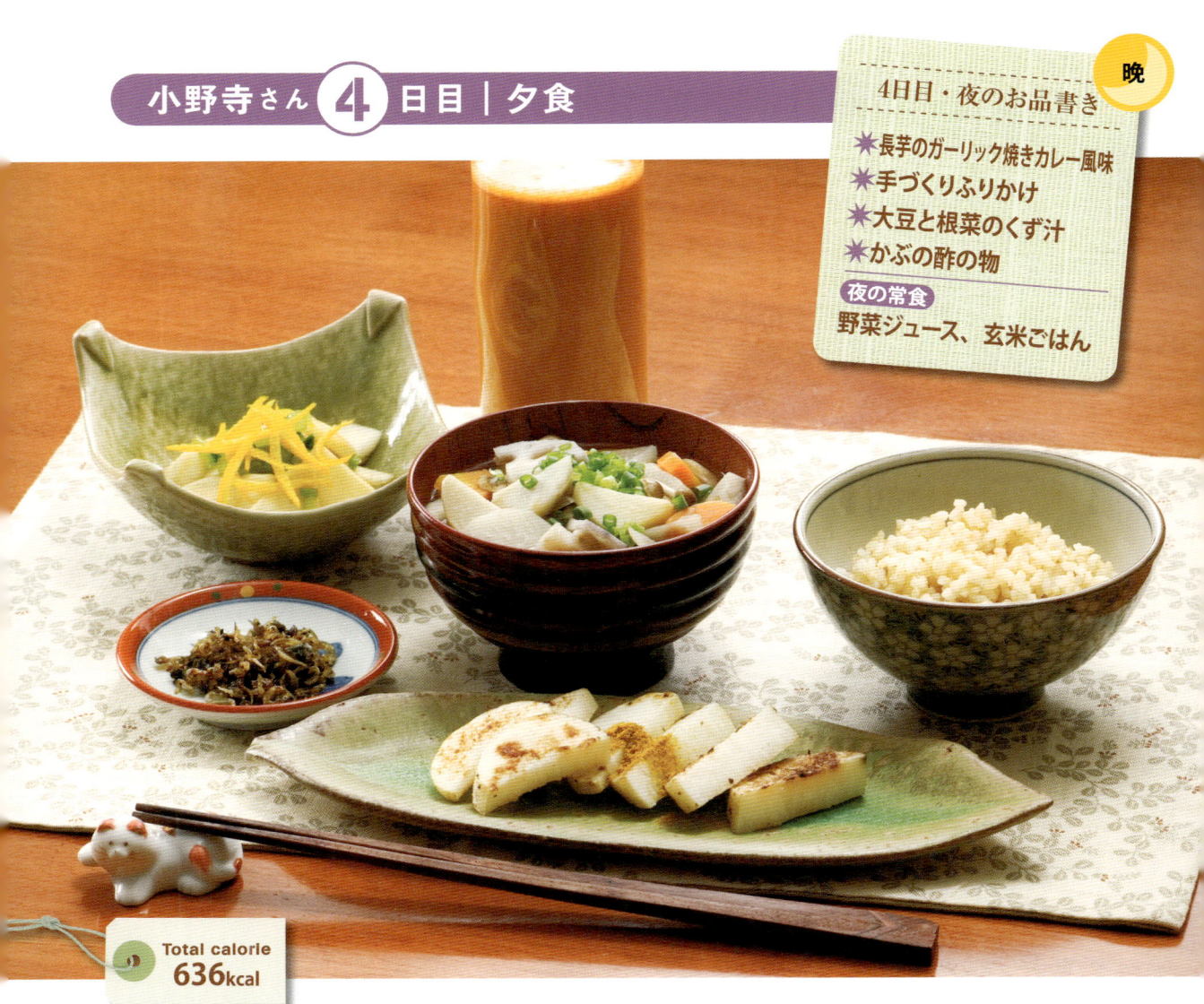

4日目・夜のお品書き
- 長芋のガーリック焼きカレー風味
- 手づくりふりかけ
- 大豆と根菜のくず汁
- かぶの酢の物

夜の常食
野菜ジュース、玄米ごはん

Total calorie 636kcal

手づくりふりかけ
大根葉の豊富な栄養をふりかけで余すことなく

66kcal　脂質 4.9g　塩分 0.4g

材料（1人分）
- 大根葉……………………5g
- ちりめんじゃこ…4g（小さじ1）
- ごま油………4g（小さじ1）
- 減塩醤油……3g（小さじ½）
- 酒…………2.5g（小さじ½）
- みりん………3g（小さじ½）
- 減塩塩………………………0.5g
- いり白ごま…2g（小さじ1）

作り方
❶大根葉はゆでて水にとり、水気をしぼって細かく刻む。
❷熱したフライパンにごま油をしいて①を炒め、ちりめんじゃこを加えて炒める。
❸②に減塩醤油・酒・みりんを加えて汁気がなくなるまで炒め、白ごまを加えて全体を炒める。

長芋のガーリック焼きカレー風味
消化酵素は大根の約3倍 ネバネバで体力増強にも

72kcal　脂質 2.3g　塩分 0.1g

材料（1人分）
- 長芋……………………75g
- にんにく…………2.5g（½片）
- オリーブ油…2g（小さじ½）
- 減塩塩………………0.3g
- カレー粉……………少々

作り方
❶長芋は直火でひげ根を焼いて1cm厚さの半月切りにする。
❷にんにくは皮をむき、半分に切ってつぶす。
❸熱したフライパンにオリーブ油を敷いて②を炒め、香りが出たら①を加えて焼き色がつくまで両面じっくり焼く。
❹③を器に盛り付け、減塩塩・カレー粉をふる。

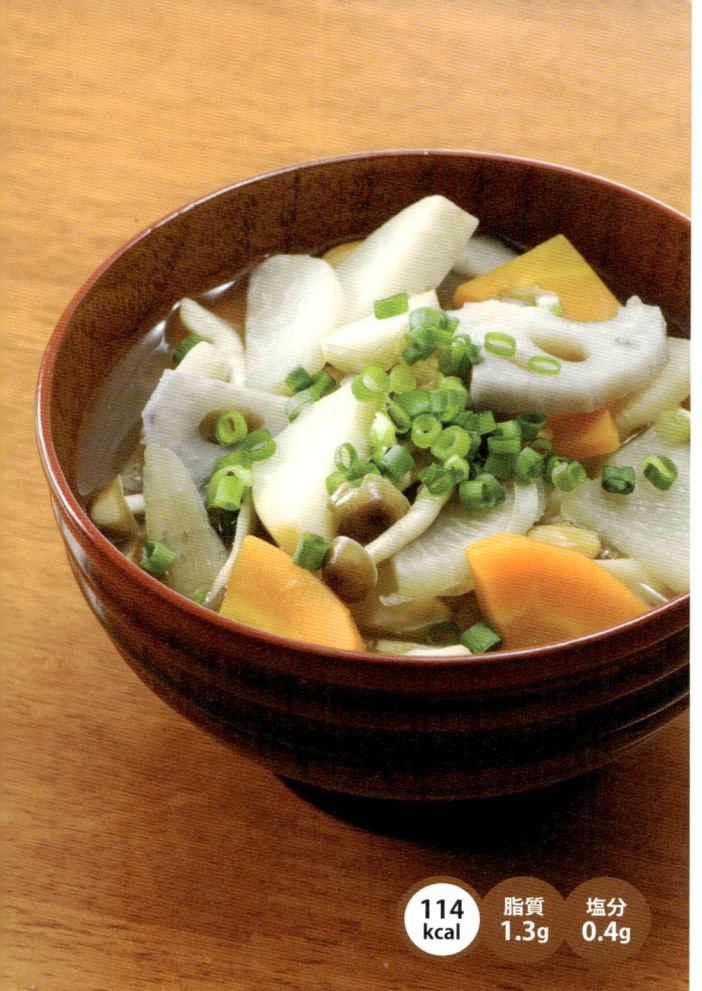

食物繊維が豊富な根菜で
腸の中をきれいに掃除
大豆と根菜のくず汁

材料（1人分）
大豆	15g	酒	2.5g（小さじ½）
大根	35g（1cm）	減塩醤油	2.5g（小さじ½）
にんじん	30g（3cm）	葛粉	3g（大さじ⅓）
里芋	60g（中1個）	水	3g（大さじ⅓）
れんこん	20g（3cm）		
ごぼう	20g（⅙本）	●だし用	
しめじ	20g（⅙パック）	昆布	1g
万能ねぎ	10g	水	200ml（1カップ）

作り方
❶鍋に水と昆布を入れて火にかけ、沸騰直前に昆布を取り出し、だし汁を作る。
❷大根・にんじんは皮をむいて5mm厚さのいちょう切りにする。
❸里芋・れんこんは皮をむいて5mm厚さの半月切りにする。
❹ごぼうは皮をむいてささがきにする。
❺しめじは根元を切り落として小房に分ける。
❻①に酒・減塩醤油を加えて火にかけ、②・③・④を加えてひと煮立ちさせ、大豆・⑤を加える。
❼材料が柔らかくなったら水溶き葛粉を加えてとろみをつけ、小口切りにした万能ねぎを散らす。

114 kcal　脂質 1.3g　塩分 0.4g

大根同様に消化に優れたかぶ
葉のβ-カロテンも逃さずに
かぶの酢の物

材料（1人分）
かぶ	50g（½個）	減塩醤油	3g（小さじ½）
かぶの葉	20g	きび砂糖	3g（小さじ1）
酢	5g（小さじ1）	柚子（果皮）	1g

作り方
❶かぶは皮をむき、いちょう切りにする。
❷かぶの葉は細かく切り、さっとゆでて冷水にとり、水気をきる。
❸酢・減塩醤油・きび砂糖をよく混ぜ合わせて①・②と和え器に盛り、柚子の皮を散らす。

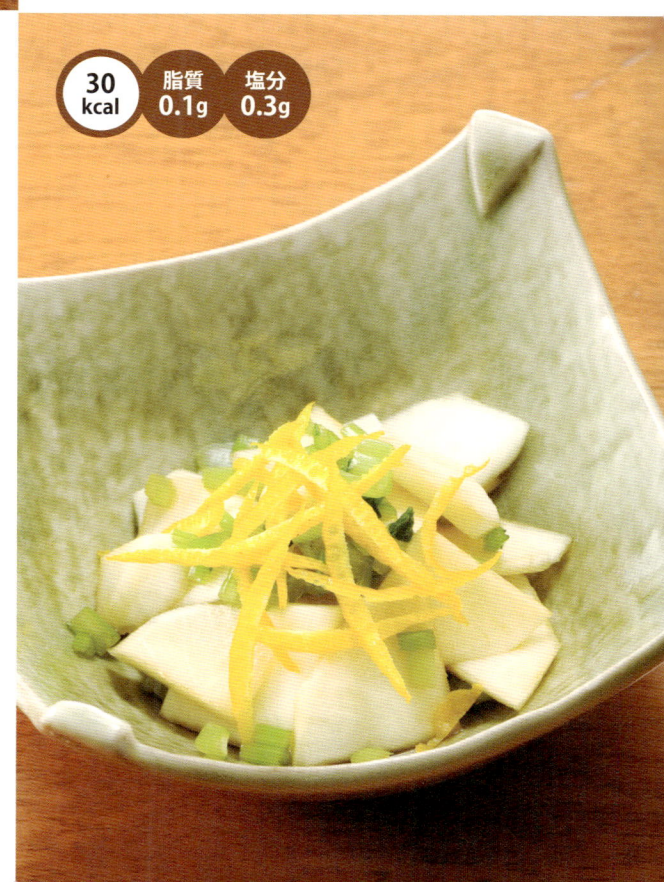

30 kcal　脂質 0.1g　塩分 0.3g

転移がん
卵巣がん・播種

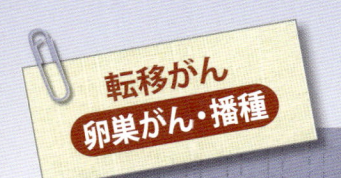

実例レシピ ③

飲食業・46歳 | 向井幸代さん

根治治療不能と言われた転移「卵巣がん」が食事療法で徐々に改善

余命半年宣告、ホスピスを勧められて

15年前の1995年12月、両親が営む小料理屋を手伝いはじめました。朝は8時に起床し、休む間もなく働き、お店を閉めて帰宅するのは深夜1時過ぎという毎日。ゆっくりとお風呂に入るひまもありません。そんな日々を過ごすうち、急性胃潰瘍になり入院。手術はせずに、マーロックスという強い薬を飲んで治しました。

その後、もともと不順だった生理がまったく止まってしまい、いくつかの病院で検査をしましたが、未婚だったこともあり、こどもがいらないのなら気にすることもないと言われ、放っておきました。2000年4月になって、夜中にのたうち回るほどの激痛に襲われました。かかりつけの内科医院を受診すると、婦人科を紹介されました。そこで検査をしてみると、お腹に600ccの血液が溜まっていることがわかり、緊急手術をすることに。左卵巣を摘出し、退院時に「顆粒膜細胞腫」と告げられましたが、それががんの一種であることや今後の治療について、何も説明はありませんでした。

その2年後、不正出血があり入院。このとき、手術で右の卵巣と子宮、卵管を摘出しました。さらにその後のCT検査で、がんが肝臓に転移していることがわかり、今度は肝臓の一部と横隔膜を切除する手術を受けました。これまでは副作用が怖かったので、抗がん剤の使用を拒否していましたが、抗がん剤治療をしなければ、余命は半年だと告げられました。

そして2009年の7月、妊婦と間違えられるほどお腹がパンパンになり、また入院。このときには、ホスピスを決めるようにと言われました。

82

食事療法で抗がん剤の副作用なし

婦人科の部長に「どこで死のうと思っているの?」とまで言われた絶望的な入院生活のなかで、済陽先生の著書に出合いました。担当医師からは「食事でがんが治るわけがない」と言われましたが、ただ死ぬのを待つよりはと思い、食事療法に取り組むことを決めました。

退院後、さっそく済陽先生に面談していただき、PET検査など詳細な検査をした結果、食事療法とともに骨盤動脈化学療法をはじめることになりました。卵巣がんを患ってから初めての抗がん剤でしたが、副作用はまったくなく、すぐに仕事に戻ることができました。

これまで、食べ物の好き嫌いはなかったものの、仕事が忙しかったため、1日3食摂ることはほとんどありませんでした。白米よりも麺類を好み、疲れたときの夕食は、パスタかうどんにビールを飲んで済ませることも多かったです。

しかし、済陽先生の食事指導を受けてからは、なるべく1日3回、食事をするようにしました。塩分を制限し、牛肉や豚肉、お酒も禁止。きのこや海藻、玄米、全粒粉パンやパスタのほか、1日6個の

レモン、ヨーグルトなどを摂取するよう心がけました。

仕事に復帰してからは、朝晩の食事にゆっくり時間をとることが難しくなったので、昼をメインにして、朝と夜は軽めにしています。料理をつくる時間も多くはとれないので、簡単なラタトゥイユを週に2回まとめてつくり、それをアレンジしています。時間がないときには、自然食品を扱う『ナチュラルハウス』のレトルト食品を代用することもあります。

済陽先生から、なるべく1日12時間眠らなくてもいいから体を横にしておくよう言われましたが、1日13時間働いているため、それもあまりできずにいます。今はできる範囲で休む時間をとる努力をして、ストレスを溜めないように心がけています。仕事との両立で、食事療法は完璧とは言えませんが、働きながら闘病している方の参考になればと思います。

卵巣腫瘍が食事療法により、縮小

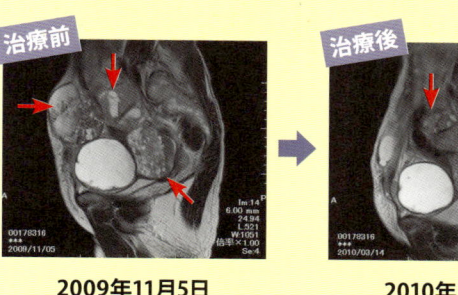

多発性卵巣腫瘍が食事療法により縮小したが、下腹部膨満感などの症状が続いたため、不完全ながらも開腹し、切除、改善した。※画像の白い部分は膀胱

治療前 2009年11月5日 → 治療後 2010年3月14日

向井さん・4日間の実例メニュー表

1日目

	献立名	カロリー(kcal)	塩分(g)
朝	ヨーグルト（マヌカはちみつかけ）	192	0.2
	野菜ジュース	129	0.0
	にんじんサラダ	189	0.4
昼	野菜ジュース	129	0.0
	ラタトゥイユ	196	0.5
	パプリカのマリネ	239	0.2
晩	野菜ジュース	129	0.0
	玄米ごはん	175	0.0
	わかめと大根おろし	20	0.3
	納豆	102	0.5
	白身魚とアボカドサラダ	252	0.6
	合計	1752	2.7

2日目

	献立名	カロリー(kcal)	塩分(g)
朝	ヨーグルト（マヌカはちみつかけ）	192	0.2
	野菜ジュース	129	0.0
	玄米パン	155	0.8
	ラタトゥイユ	75	0.1
昼	野菜ジュース	129	0.0
	ヨーグルト（マヌカはちみつかけ）	127	0.2
	春野菜のホットサラダ	78	0.4
	根菜カレー（玄米ごはん）	282	0.4
晩	野菜ジュース	129	0.0
	玄米ごはん	175	0.0
	わかめと大根おろし	20	0.3
	にらと玉子のスープ	101	2.5
	鱈のソテー	206	0.2
	合計	1798	5.1

3日目

	献立名	カロリー(kcal)	塩分(g)
朝	ヨーグルト（マヌカはちみつかけ）	192	0.2
	野菜ジュース	129	0.0
	焼きれんこん	40	0.1
	かぼちゃスープ	160	0.0
昼	野菜ジュース	129	0.0
	ヨーグルト（マヌカはちみつかけ）	127	0.2
	きのこのごま油炒め・根菜汁	61・81	0.0・0.4
	大根サラダ　納豆ドレッシング	147	0.0
晩	野菜ジュース	129	0.0
	玄米ごはん	175	0.0
	とろろ昆布の汁	34	0.5
	豆乳豆腐	90	0.0
	鮭のソテー　にんにくソース	191	0.2
	合計	1685	1.6

4日目

	献立名	カロリー(kcal)	塩分(g)
朝	ヨーグルト（マヌカはちみつかけ）	192	0.2
	野菜ジュース	129	0.0
	胚芽パン・コーンスープ	155・143	0.8・0.5
	新たまねぎとクレソンのサラダ	94	0.4
昼	野菜ジュース	129	0.0
	納豆汁	117	1.2
	たたきれんこんのきんぴら	145	0.8
	蒸し鶏ときゅうりのサラダ	166	0.9
晩	野菜ジュース	129	0.0
	豆乳スープ	98	0.2
	鯛とねぎの蒸しもの	85	0.2
	小松菜とせりのパスタ	216	0.0
	合計	1798	5.2

※オレンジ太字は定番メニューです

済陽先生 Comment

　向井さんは、入院していた病院でホスピスを勧められていましたが、骨盤動脈化学療法を併用して食事療法を行ったところ、かなり改善しました。CA125も2009年9月に173（基準値は35以下）ありましたが、2010年3月には49.4まで下がっています。しかし、お腹の腫瘍8個が動き、痛みを訴えられていたので、開腹手術で腫瘍を切除。するとさらに改善しました。メイ牛山さんにならい、1日6個のレモン摂取を実践されていたようですが、1日6個とは、さすがの私も驚きました。

向井さんの定番メニュー

【朝】ヨーグルト（マヌカはちみつかけ）
【朝】【昼】【晩】野菜ジュース

朝 ヨーグルト（マヌカはちみつかけ）

材料（1人分）
プレーンヨーグルト……………200g
マヌカはちみつ……21g（大さじ1）

作り方
❶プレーンヨーグルトを器に入れ、マヌカはちみつを加えてよく混ぜる。

192 kcal　脂質 6.0g　塩分 0.2g

朝 昼 晩 野菜ジュース

材料（1人分）
にんじん………………200g（1本）
りんご…………………250g（1個）
レモン…………………200g（2個）
グレープフルーツ……100g（½個）

作り方
❶にんじん・りんご・レモン・グレープフルーツは洗って皮をむき、ジューサーのサイズに合わせて切る。
❷①をジューサーにかける。

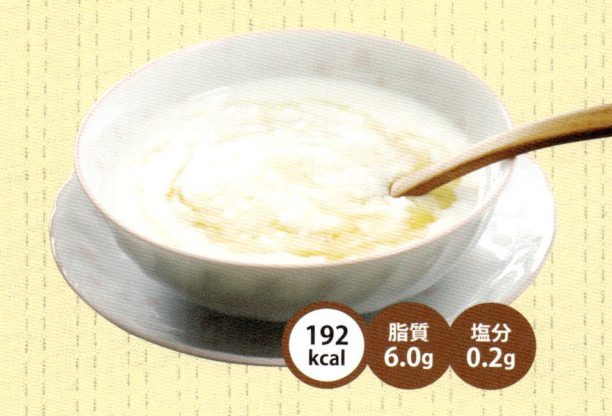

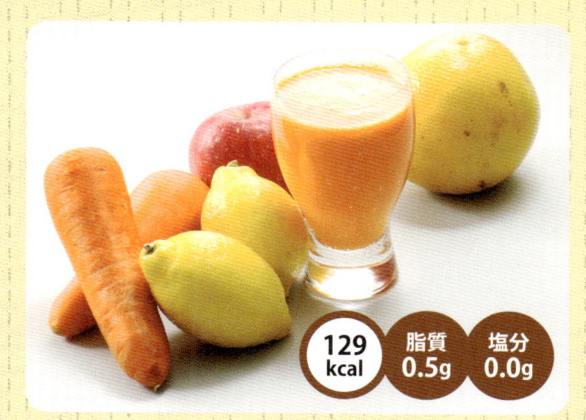

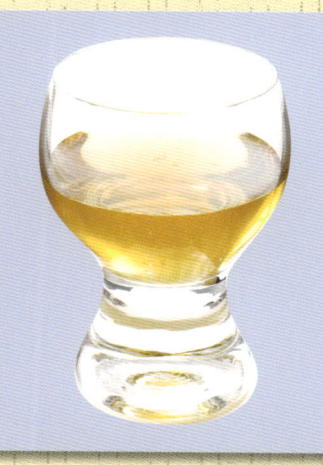

129 kcal　脂質 0.5g　塩分 0.0g

マヌカはちみつ

マヌカとは、環境汚染されていないニュージーランドに自生する木です。そのマヌカの花から採取したのがマヌカはちみつで、特有の抗菌作用を持つ成分が含まれています。この成分はユニーク・マヌカ・ファクター（UMF）と名付けられ、UMFが含まれたマヌカはちみつには、Active値が表示されています。Activeの数値は高いほど有効性が高いとされ、値段も高価になります。

向井さん **1**日目 | 昼食

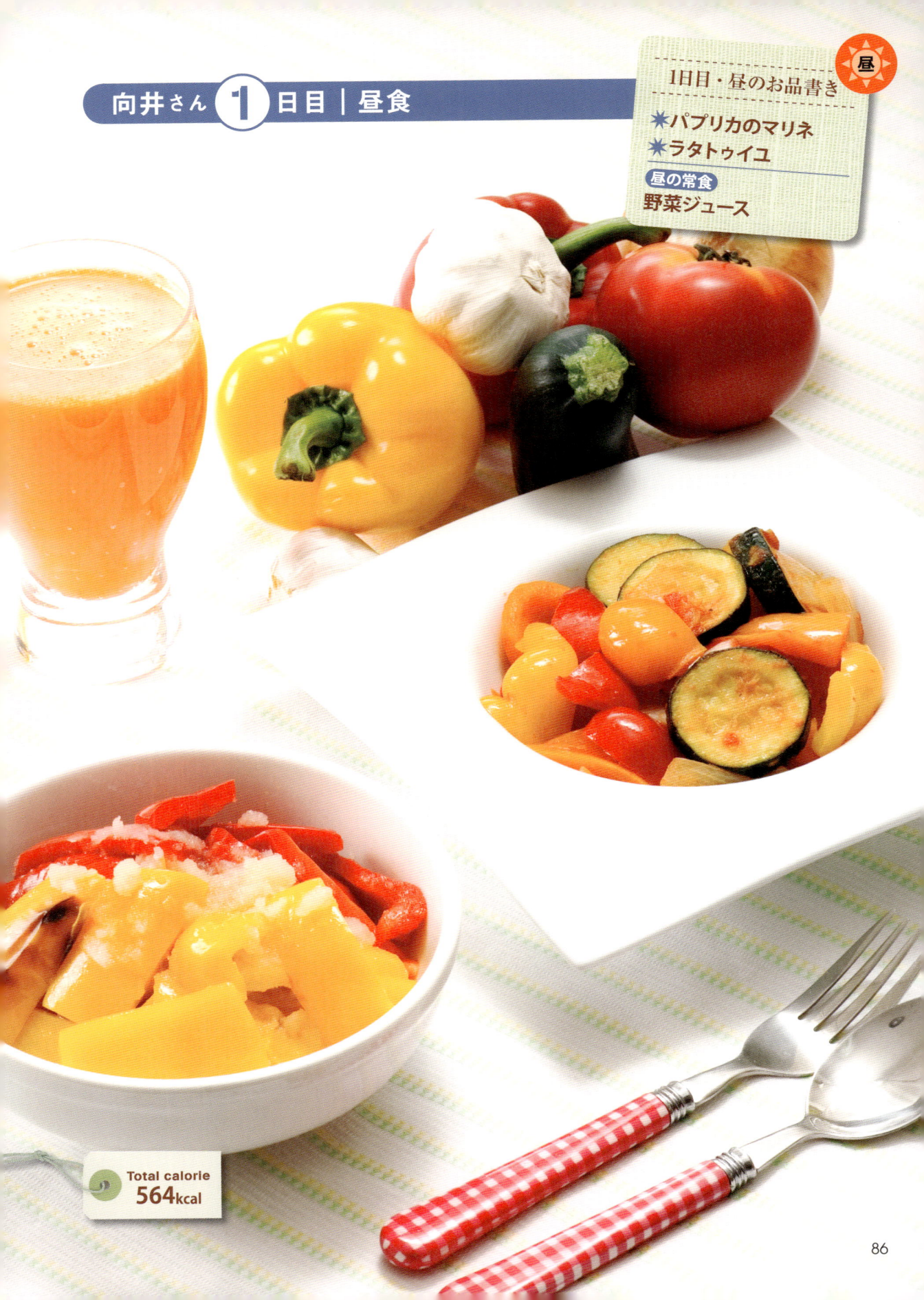

1日目・昼のお品書き
✻ パプリカのマリネ
✻ ラタトゥイユ

昼の常食
野菜ジュース

Total calorie
564kcal

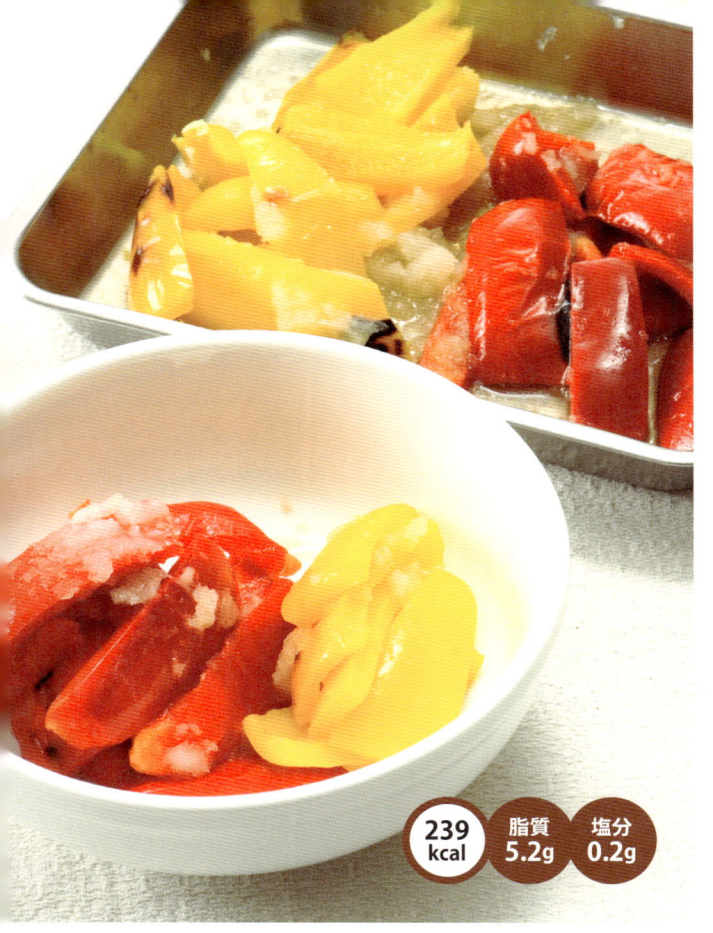

パプリカのビタミンCは
レモンの約2倍！
パプリカのマリネ

材料（1人分）
赤パプリカ･･･････････300g（2個）
黄パプリカ･･･････････300g（2個）
たまねぎ･･･････････50g（小½個）
オリーブ油･･･････････4g（小さじ1）
ワインビネガー････5g（小さじ1）
はちみつ･･････････3.5g（小さじ½）
減塩塩･･････････････････････0.5g

作り方
❶赤・黄パプリカは熱した網の上で焦げ目が付くまで焼いて皮・ヘタ・種を取り、3cm幅に切る。
❷たまねぎは皮をむいてすりおろし、ボウルに入れ、オリーブ油・ワインビネガー・はちみつ・減塩塩を加えて混ぜる。
❸②に①を漬け込み冷蔵庫で30分以上漬け込む。

239 kcal　脂質 5.2g　塩分 0.2g

トマトやパプリカのW抗酸化作用で
体内の不要な活性酸素を除去
ラタトゥイユ

196 kcal　脂質 8.8g　塩分 0.5g

材料（1人分）
ズッキーニ･････････75g（⅓本）　にんにく･････････････5g（1片）
たまねぎ･･･････････75g（½個）　オリーブ油･･････8g（小さじ2）
赤パプリカ･･･････････75g（⅓個）　トマト缶（カット）･･･45g（⅓缶）
黄パプリカ･･･････････75g（⅓個）　黒こしょう･･････････････少々
オレンジパプリカ･･75g（⅓個）　ローリエ･･･････････0.5g（1枚）

作り方
❶ズッキーニはヘタをとって2cm幅の輪切り、たまねぎは皮をむいて2cm角に切る。
❷各色パプリカはヘタと種をとり2cmの乱切りにする。
❸にんにくは皮をむいて包丁でたたき、みじん切りにする。
❹熱したフライパンに半量のオリーブ油を敷いて③を炒め、香りが出たら①を加えて中火でたまねぎがしんなりするまで炒める。
❺④に残りのオリーブ油・②を加えて炒め、トマト缶・黒こしょう・ローリエを加えて蓋をし、野菜が柔らかくなるまで煮る。

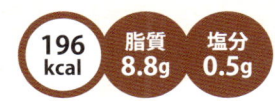

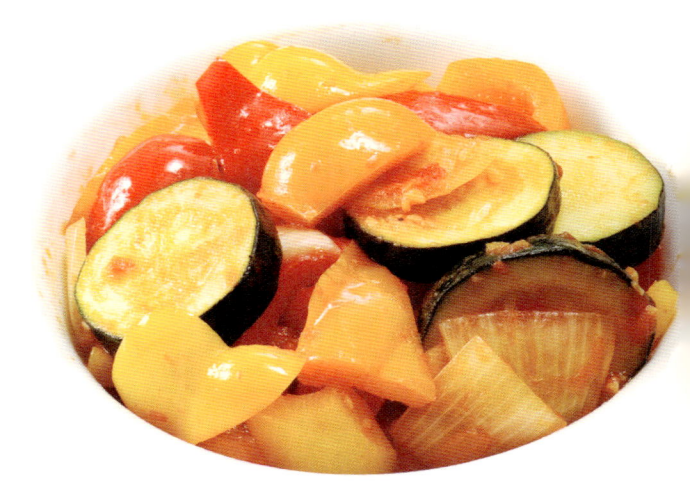

向井さん ❷日目｜昼食

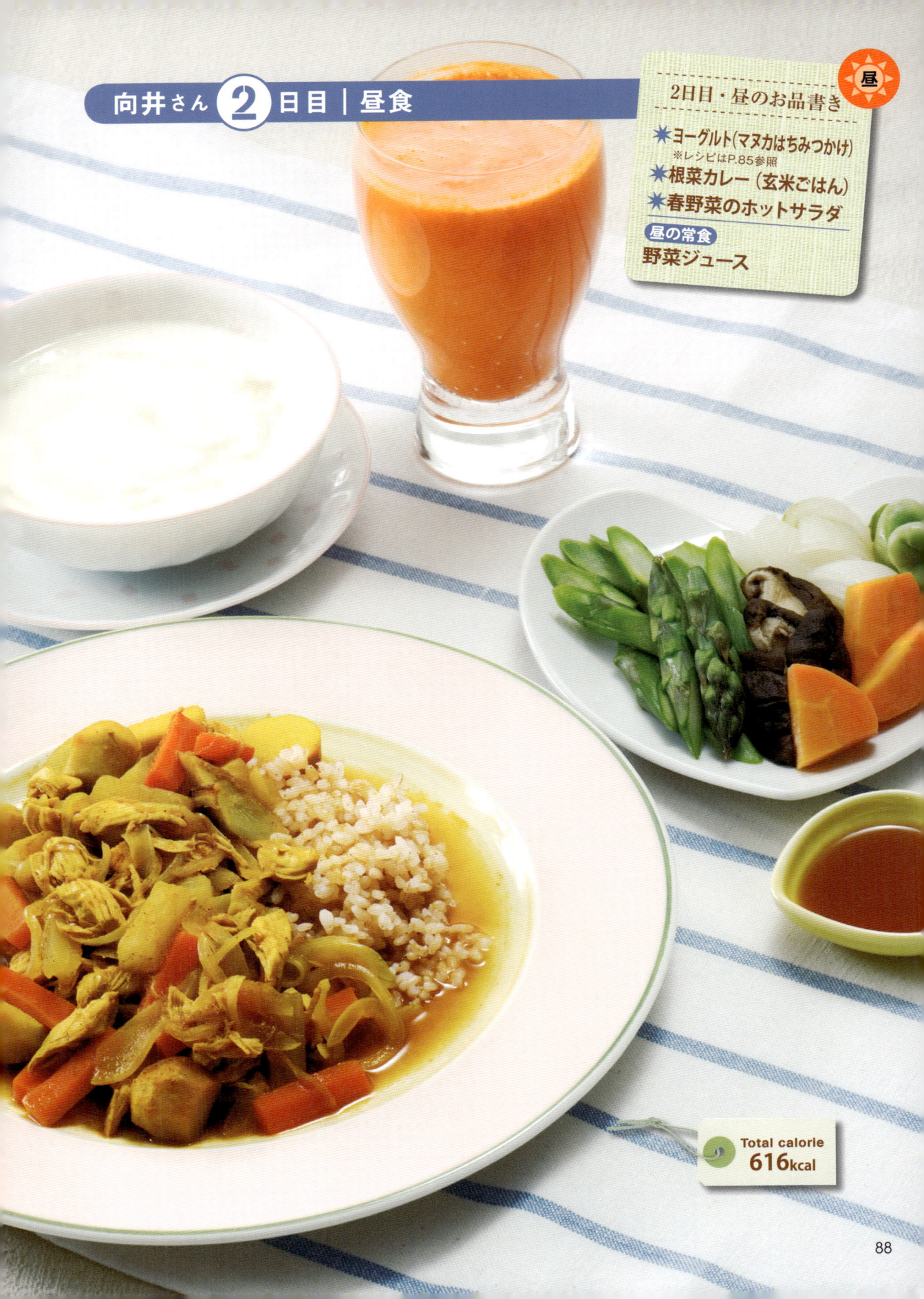

2日目・昼のお品書き

- ヨーグルト（マヌカはちみつかけ）
  ※レシピはP.85参照
- 根菜カレー（玄米ごはん）
- 春野菜のホットサラダ

昼の常食
野菜ジュース

Total calorie
616kcal

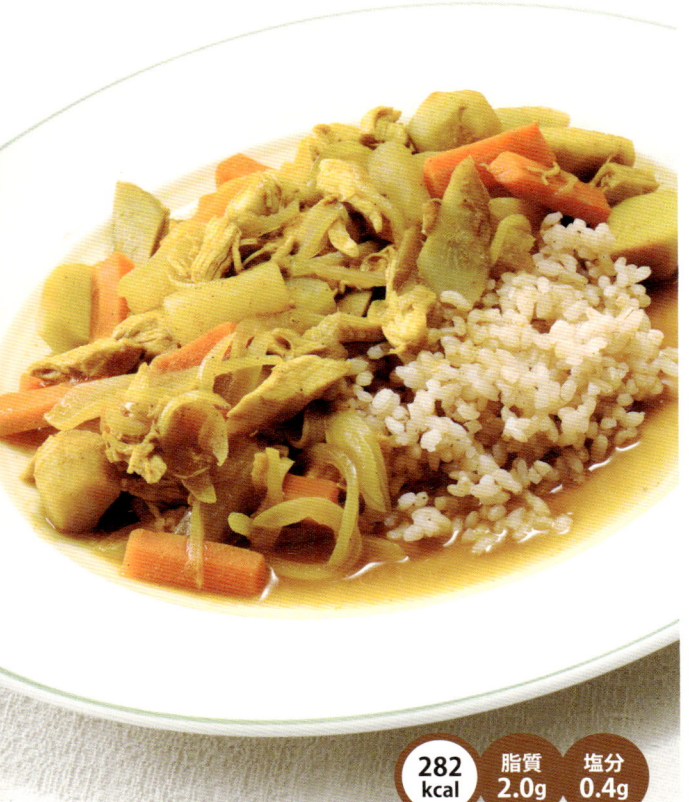

整腸作用のある根菜類に
免疫力アップの里芋を加えて
根菜カレー

材料（1人分）
里芋………………60g	干しいたけ………2g（1枚）
ごぼう…………20g（1/9本）	水…………200mℓ（1カップ）
にんじん………30g（3cm）	カレー粉……4g（小さじ2）
大根……………30g（1cm）	鶏ささみ………50g（1本）
減塩醤油…3g（小さじ1/2）	たまねぎ………40g（1/4個）
酒…………5g（小さじ1）	玄米ごはん………………70g
昆布………………………1g	

作り方
❶鍋に水・昆布・干しいたけを入れて火にかけ、沸騰直前に昆布を取り出し、だし汁を作り、干しいたけはせん切りにする。
❷里芋・ごぼうは皮をむいて2cmの乱切り、にんじん・大根は皮をむいて3cm長さの拍子木切りにする。
❸鶏ささみは熱湯で赤みがなくなるまでゆでて細かくほぐし、たまねぎは皮をむいて薄切りにする。
❹①に②を入れてごぼうが柔らかくなるまで煮る。
❺④に減塩醤油・酒を入れ、③・カレー粉を加えてひと煮立ちさせる。
❻器に玄米ごはんを盛り、⑤をかける。

282 kcal　脂質 2.0g　塩分 0.4g

旬の野菜の豊富な栄養と
しいたけのβ-グルカンでがんをブロック
春野菜のホットサラダ

材料（1人分）
アスパラ………50g（2本）
そら豆…………20g（5個）
しいたけ………40g（2個）
新たまねぎ…25g（1/4個）
春にんじん……40g（4cm）
ポン酢………6g（小さじ1）

作り方
❶アスパラは根元を切り落とし3cm長さの斜め切り、そら豆はさやから取り出す。
❷新たまねぎは皮をむいてひと口大に切り、春にんじんは皮をむいて切り、しいたけは石づきをとって半分のそぎ切りにする。
❸耐熱容器に①・②を入れて蓋をし、電子レンジで野菜が柔らかくなるまで加熱する。
❹③を器に盛り、ポン酢をかける。

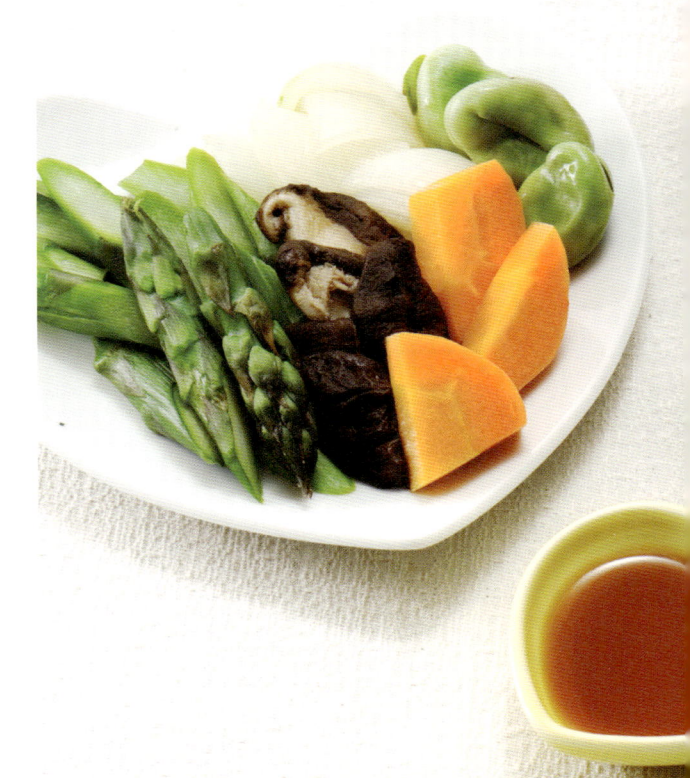

78 kcal　脂質 0.4g　塩分 0.4g

向井さん 3日目 | 昼食

3日目・昼のお品書き
* ヨーグルト（マヌカはちみつかけ）
　※レシピはP.85参照
* きのこのごま油炒め
* 根菜汁
* 大根サラダ　納豆ドレッシング

昼の常食
野菜ジュース

Total calorie 545kcal

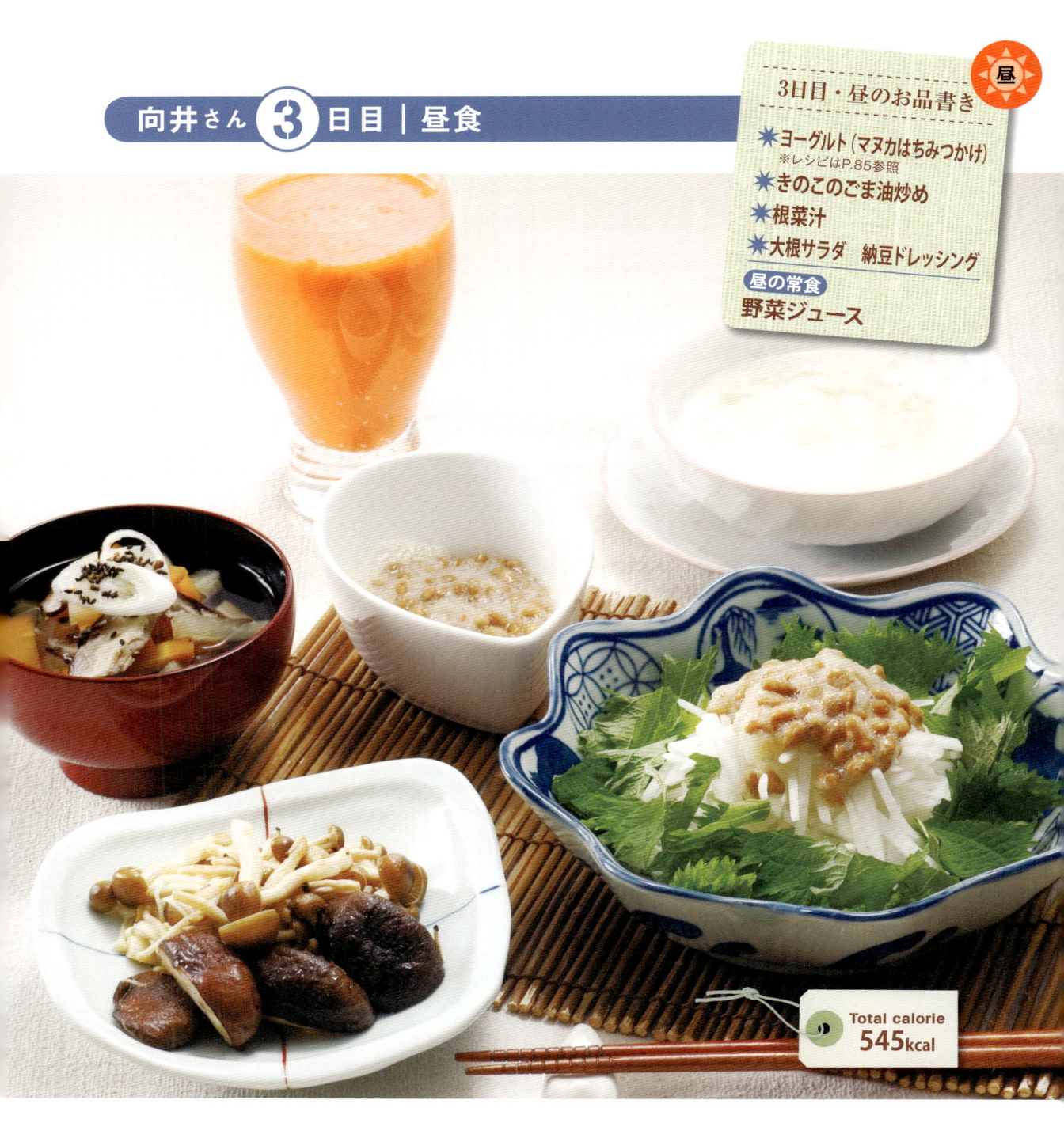

きのこは免疫力を高めて抗がん効果◎
ノンカロリーで便秘解消にも有効

きのこのごま油炒め

61kcal　脂質4.5g　塩分0.0g

材料（1人分）
しいたけ………40g（2個）
えのき茸………50g（1/2束）
しめじ……60g（1/2パック）
ごま油………4g（小さじ1）

作り方
❶しいたけは石づきをとって半分のそぎ切り、えのき茸・しめじは根元を切り落とし小房に分ける。
❷熱したフライパンにごま油を敷き、①を加えて全体がしんなりするまで炒める。

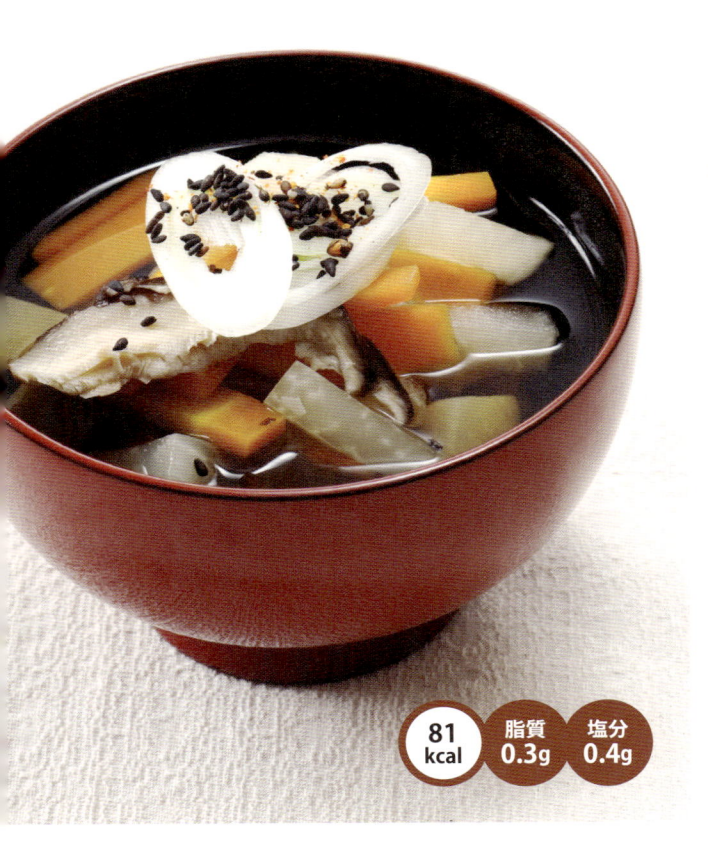

お腹にやさしい野菜をたっぷり
黒七味で塩分控えめな味をカバー
根菜汁

材料（1人分）
里芋……………60g 酒……………5g（小さじ1）
ごぼう…………20g（1/9本） 黒七味…………少々
にんじん………30g（3cm） 昆布……………1g
大根……………30g（1cm） 干しいたけ……2g（1枚）
長ねぎ…………10g（3cm） 水………200ml（1カップ）
減塩醤油……3g（小さじ1/2）

作り方
❶鍋に水・昆布・干しいたけを入れて火にかけ、沸騰直前に昆布を取り出し、だし汁を作り、干しいたけはせん切りにする。
❷里芋・ごぼうは皮をむいて2cmの乱切り、にんじん・大根は皮をむいて3cm長さの拍子木切りにする。
❸長ねぎは斜め薄切りにする。
❹①に②を入れてごぼうが柔らかくなるまで煮る。
❺④に減塩醤油・酒を入れて器に盛り、③を散らし黒七味をかける。

81 kcal　脂質 0.3g　塩分 0.4g

レモン果汁＋酢のWクエン酸効果で
免疫力を上げて疲労を回復
大根サラダ　納豆ドレッシング

材料（1人分）
大根………………150g（5cm）
青じそ……………10g（10枚）
たまねぎ…………50g（小1/2個）
納豆………………45g（1パック）
酢…………………2.5g（小さじ1/2）
レモン果汁………2.5g（小さじ1/2）
一味唐辛子………少々
きび砂糖…………1.5g（小さじ1/2）

作り方
❶大根は皮をむいてせん切り、青じそは水で洗って手で大きめにちぎる。
❷たまねぎは皮をむいてすりおろし、ボウルに入れ、納豆・酢・レモン果汁・一味唐辛子・きび砂糖を加えて混ぜる。
❸①を器に盛り、②をかける。

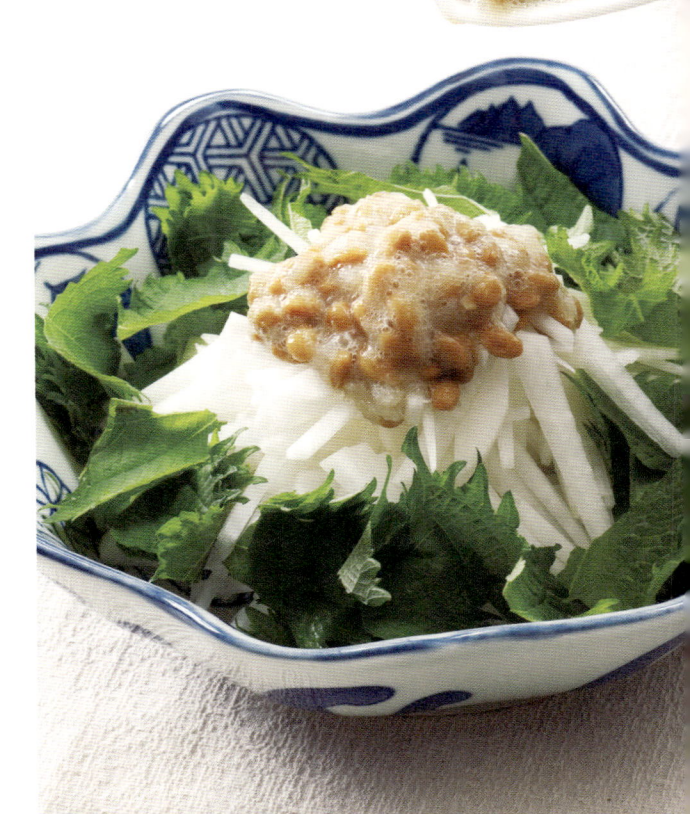

147 kcal　脂質 4.7g　塩分 0.0g

| 向井さん **4**日目 | 昼食

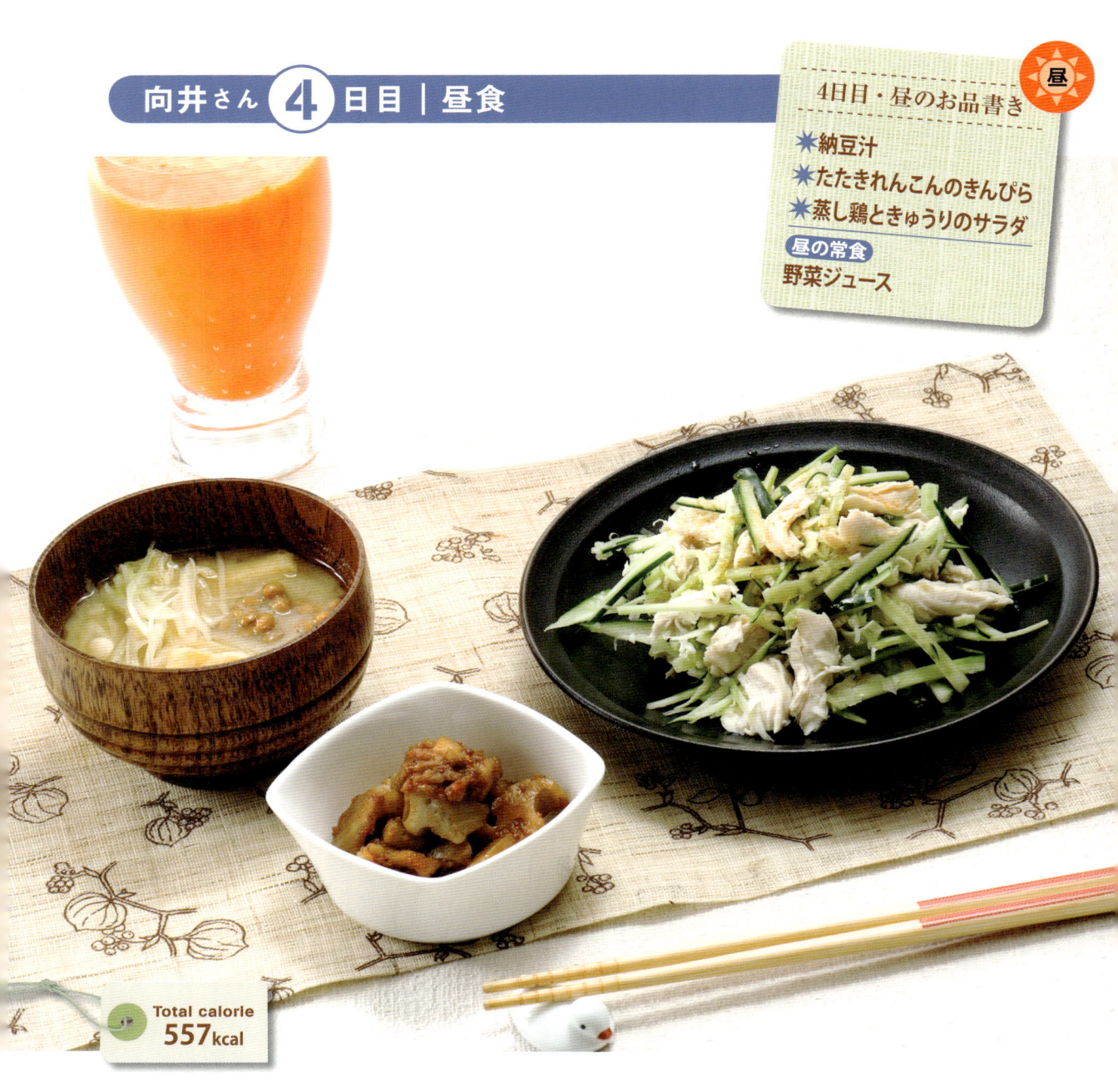

4日目・昼のお品書き
- 納豆汁
- たたきれんこんのきんぴら
- 蒸し鶏ときゅうりのサラダ

昼の常食
野菜ジュース

Total calorie 557 kcal

納豆のナットウキナーゼで血栓予防
ねばねばのムチンがウイルスを撃退！

納豆汁

117 kcal　脂質 6.3g　塩分 1.2g

材料（1人分）
- 納豆……22.5g（½パック）
- 油揚げ……10g
- 長ねぎ……10g
- えのき茸…20g（⅕パック）
- 低塩みそ……12g（大さじ1）
- 昆布……1g
- 水……200㎖（1カップ）
- 七味唐辛子……少々

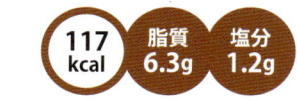

作り方
❶鍋に水と昆布を入れて火にかけ、沸騰直前に昆布を取り出し、だし汁を作る。
❷油揚げは熱湯をかけて油抜きをして1cm幅に切る。
❸長ねぎは斜め薄切り、えのき茸は根元を切り落として半分の長さに切る。
❹①に②・③・納豆を加えて火にかけ、ひと煮立ちしたら七味唐辛子をかける。

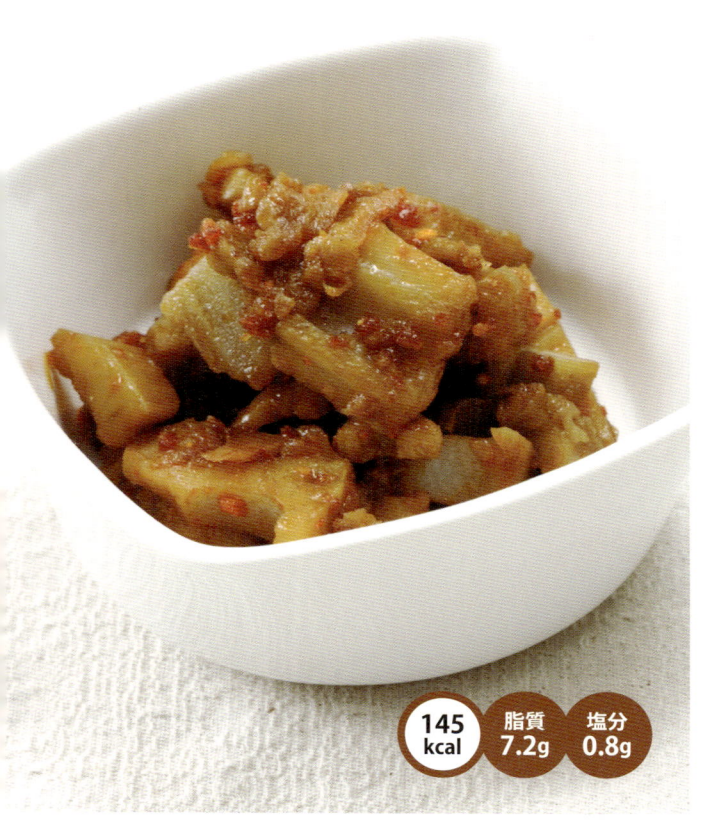

ビタミンCが豊富なれんこんは
ごま油と一緒に食べるとさらに効果倍増
たたきれんこんのきんぴら

材料（1人分）
れんこん…………80g（8cm）
ごま油……………4g（小さじ1）
減塩醤油…………6g（小さじ1）
酒…………………5g（小さじ1）
きび砂糖…………3g（小さじ1）
具入りラー油……5g（小さじ1）

作り方
❶れんこんは皮をむいてビニール袋に入れ、すりこぎで上からたたいてつぶす。
❷フライパンにごま油を熱し、①を強火で透き通るまで炒める。
❸②に減塩醤油・酒・きび砂糖を加えてからめ、具入りラー油をかける。

145 kcal 脂質 7.2g 塩分 0.8g

きゅうりのカリウムが余分な塩分を掃除
殺菌作用の強いしょうがも加えて
蒸し鶏ときゅうりのサラダ

166 kcal 脂質 1.4g 塩分 0.9g

材料（1人分）
鶏ささみ……………120g（2本）
きゅうり……………50g（½本）
長ねぎ………………30g
しょうが……………少々
減塩醤油……………6g（小さじ1）
酢……………………5g（小さじ1）
レモン果汁…………5g（小さじ1）
減塩塩………………0.5g
きび砂糖……………1.5g（小さじ½）
一味唐辛子…………少々

作り方
❶鍋に水・酒を入れて火にかけ、鶏ささみを入れて沸騰させ、火を止めて蓋をして2分置く。
❷きゅうりは細切り、長ねぎはみじん切り、しょうがは皮をむいてみじん切りにする。
❸①を細かくほぐし②と混ぜる。
❹ボウルに減塩醤油・酢・レモン果汁・減塩塩・きび砂糖・一味唐辛子をまぜ、③にかける。

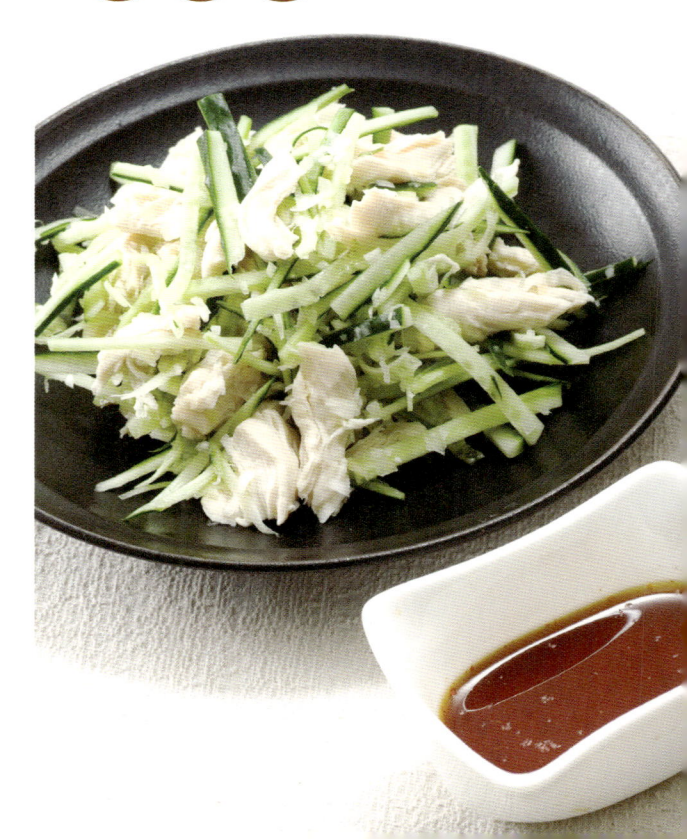

再発がん 乳がん

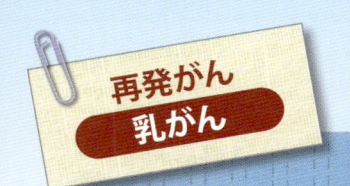

実例レシピ ④

主婦・71歳 | 中山竹子さん

1日1500ccのジュースと徹底して行った食事療法で肺への転移がんが縮小

13年後にまさかの再発

最初に手術を受けたのは、1996年の2月でした。右乳房の右上に硬いしこりがあるのに気がついて受診すると、乳がんだということがわかったのです。

がんは直径2～3cmで、2期の初期だと告げられ、絶望的な気持ちになりました。その後、手術で右乳房を全摘出。幸いにもリンパ節への転移はなく、術後2週間で退院することができました。

このころ、主人の仕事が忙しく、時間も不規則だったため、その身支度や食事の世話をしていた私自身も不規則になり、睡眠不足が続いていました。晩ごはんは主人が帰宅してから一緒に食べるので、夜11時を過ぎることもありました。

ですから、退院後には自分なりに生活を見直し、食事のバランスも考えるようになりました。定期検診をきちんと受け、ずっと「異常なし」で13年が過ぎました。

もう大丈夫と安心していた2008年の11月、一晩中咳き込んで眠れないことがありました。内科を受診し、かぜ薬や咳止め薬を飲みましたが、咳は依然として続くばかり。それでも、咳ぜんそくかな、そのうちに治るだろうと、のんびり構えていました。がんの再発のことなど、頭の片隅にもなかったのです。咳が出るようになってから約7カ月後、友人のすすめで肺の専門病院で受診することになり、胸部のCT検査をしました。すると右肺の下部に腫瘍が見つかったのです。予期せぬことに愕然としました。ちょうど同じころ、読んでいた済陽先生の著書の中に、私と似たような症状の方が治ったという実例を見つけました。これはと思い、私も食事療法で治したいと済陽先生を紹介していただいたのです。

徹底して行った食事療法の効果を実感

具体的には、毎食ニンジンジュース300ccと青野菜ジュース200cc（10数種類の旬の野菜）の2種類を用意。それにデザイナーズフーズを参考に、旬の野菜やいも類をバイキングのようにして食べます。葉もの野菜をジュース以外で摂る場合は、胃の粘膜を守るために、電子レンジの解凍機能を使い、栄養素が壊れない程度に加熱してから食べます。根菜類ときのこ類、海藻類をさっと煮たものも欠かしません。それに組み合わせて、黒米と十穀米入りの玄米ごはん、大豆製品や黒すりゴマなどを食べます。季節によって野菜が変わるだけで、毎日、ほぼ同じメニューを続けています。食事にはほとんど味付けをしません。ときどきポン酢や黒酢を少量使う程度です。最初は味けないと思いましたが、これも病気を治すため。わがままなんて言っていられません。ほかの治療法よりは楽ですし、

以前は甘いものが大好きで、牛肉も好んでよく食べていました。それに比べて野菜はあまり摂っていませんでした。けれど、現在は食事のルールを決め、それ以外は食べないよう徹底しています。

食事療法に重きをおき、腫瘍が顕著に縮小
乳がん根治手術後、13年で肺転移（左図）。ホルモン剤投与と食事療法により、9ヵ月後に顕著に改善した（右図）。

治療前　2009年6月1日 → 治療後　2010年3月15日

何より、病気なんて金輪際ごめんですから。

とはいえ、毎日3回のジュース作りを継続していると、食事を作る時間や体力的な余裕がなくなってしまうので、食事のメニューはレンジで加熱するか鍋で煮るだけと決めました。野菜は単品ごとに適宜加熱して、冷蔵庫で保存しています。

こうして、済陽先生の「がんばってください」という言葉に励まされ、食事療法を続けていた結果、ナトリウムやカリウムの血中濃度が正常値に戻りました。自分でも信じられないくらいに数値が下がっていくのを見ることが、自信にもつながっています。

現在は主人も退職し、以前のように時間に追われることはなくなりました。むしろ、贅沢なほどゆっくり休養させてもらっています。おかげで咳も少なくなり、ほとんど通常の生活を送っています。

中山さん・4日間の実例メニュー表

1日目

	献立名	カロリー(kcal)	塩分(g)
朝	にんじんジュース・青ジュース 玄米ごはん・豆乳 黒すりごま・納豆 梅肉エキス・抹茶	82・68 141・46 17・102 10・6	0.2・0.1 0.0・0.0 0.0・0.5 0.5・0.0
昼	にんじんジュース・青ジュース 玄米ごはん・豆乳 黒すりごま・納豆	82・68 141・46 17・102	0.2・0.1 0.0・0.0 0.0・0.5
晩	にんじんジュース・青ジュース 玄米ごはん・豆乳 黒すりごま・納豆 とろろ芋 バイキング風野菜 根菜ときのこのホイル焼き	82・68 141・46 17・102 40 118 91	0.2・0.1 0.0・0.0 0.0・0.5 0.0 0.2 0.7
合 計		1633	3.8

2日目

	献立名	カロリー(kcal)	塩分(g)
朝	にんじんジュース・青ジュース 玄米ごはん・豆乳 黒すりごま・納豆 梅肉エキス・抹茶	82・68 141・46 17・102 10・6	0.2・0.1 0.0・0.0 0.0・0.5 0.5・0.0
昼	にんじんジュース・青ジュース 玄米ごはん・豆乳 黒すりごま・納豆	82・68 141・46 17・102	0.2・0.1 0.0・0.0 0.0・0.5
晩	にんじんジュース・青ジュース 玄米ごはん・豆乳 黒すりごま・納豆 とろろ芋 温野菜　豆腐ディップ 根菜ときのこのさっと煮	82・68 141・46 17・102 40 247 42	0.2・0.1 0.0・0.0 0.0・0.5 0.0 0.7 0.5
合 計		1713	4.1

3日目

	献立名	カロリー(kcal)	塩分(g)
朝	にんじんジュース・青ジュース 玄米ごはん・豆乳 黒すりごま・納豆 梅肉エキス・抹茶	82・68 141・46 17・102 10・6	0.2・0.1 0.0・0.0 0.0・0.5 0.5・0.0
昼	にんじんジュース・青ジュース 玄米ごはん・豆乳 黒すりごま・納豆	82・68 141・46 17・102	0.2・0.1 0.0・0.0 0.0・0.5
晩	にんじんジュース・青ジュース 玄米ごはん・豆乳 黒すりごま・納豆 とろろ芋 野菜のあんかけ 根菜ときのこのしょうが和え	82・68 141・46 17・102 40 198 111	0.2・0.1 0.0・0.0 0.0・0.5 0.0 0.5 0.4
合 計		1733	3.8

4日目

	献立名	カロリー(kcal)	塩分(g)
朝	にんじんジュース・青ジュース 玄米ごはん・豆乳 黒すりごま・納豆 梅肉エキス・抹茶	82・68 141・46 17・102 10・6	0.2・0.1 0.0・0.0 0.0・0.5 0.5・0.0
昼	にんじんジュース・青ジュース 玄米ごはん・豆乳 黒すりごま・納豆	82・68 141・46 17・102	0.2・0.1 0.0・0.0 0.0・0.5
晩	にんじんジュース・青ジュース 玄米ごはん・豆乳 黒すりごま・納豆 とろろ芋 たっぷり野菜のグリル 根菜ときのこの炒め物	82・68 141・46 17・102 40 191 130	0.2・0.1 0.0・0.0 0.0・0.5 0.0 0.4 0.5
合 計		1745	3.8

※オレンジ太字は定番メニューです

済陽先生 Comment　中山さんは、食事療法をメインにしていたので、ホルモン剤の使用はほんのわずかでしたが、着実に改善されてきています。乳がんにはとくにジュース療法が効果的で、米国で出版された『Cancer Battle Plan』にも全身転移の乳がん患者が、化学療法とジュース飲用を半年続けた結果、がんが消失した例が紹介されています。

中山さんの定番メニュー		
【朝】【昼】【晩】にんじんジュース	【朝】【昼】【晩】豆乳	【朝】梅肉エキス
【朝】【昼】【晩】青ジュース	【朝】【昼】【晩】黒すりごま	【朝】抹茶
【朝】【昼】【晩】玄米ごはん	【朝】【昼】【晩】納豆	【晩】とろろ芋

【朝】【昼】【晩】にんじんジュース

材料・作り方（1人分）
❶にんじん（2本）は水洗いし、レモン（2個）は4等分に切って皮をむく。
❷①をジューサーにかける。

【朝】【昼】【晩】青ジュース

材料（1人分）
キャベツ……60g（1枚）　ブロッコリー…50g（1/5株）
白菜…………50g（1/2枚）　ブロッコリースプラウト
いんげん……50g（10本）　……………10g（1/3パック）
青じそ………2g（2枚）　明日葉………………30g
クレソン……………20g　まいたけ…30g（1/3パック）
小松菜………………50g　セリ…………30g（1/3束）
春菊…………………50g　レモン………50g（1/2個）
紫キャベツ…50g（1枚）　りんご………50g（1/5個）

作り方
❶野菜は水洗いし、まいたけはほぐす。
❷レモンは皮をむき、りんごは皮をむいて芯を取る。
❸①・②をジューサーにかける。

【朝】【昼】【晩】玄米ごはん

材料・作り方（1人分）
❶玄米（30g）を洗う。
❷炊飯器に①・黒米（5g）・雑穀（5g）・水（60mℓ）を入れて炊く。

【朝】【昼】【晩】豆乳

材料（1人分）
無調整豆乳……100mℓ（1/2カップ）

【朝】【昼】【晩】黒すりゴマ

材料・作り方（1人分）
❶黒ごま（3g）はフライパンで炒る。
❷①をミルミキサーですりつぶす。

【朝】【昼】【晩】納豆

材料・作り方（1人分）
❶納豆（1パック）は減塩醤油（小さじ1/2）・練りからし（3g）を加え、粘りが出るまでよく混ぜる。

【朝】梅肉エキス

材料・作り方（1人分）
❶白湯（1/2カップ）に梅肉エキス（3g）を入れて溶く。

【朝】抹茶

材料・作り方（1人分）
❶抹茶（2g）に湯（1/2カップ）を注ぎ、ふんわりときめ細かい泡が全体に立つまで泡立てる。

【晩】とろろ芋

材料・作り方（1人分）
❶長芋（60g）は皮をむいてすりおろす。
❷①に焼きのり（0.5g）を散らす。

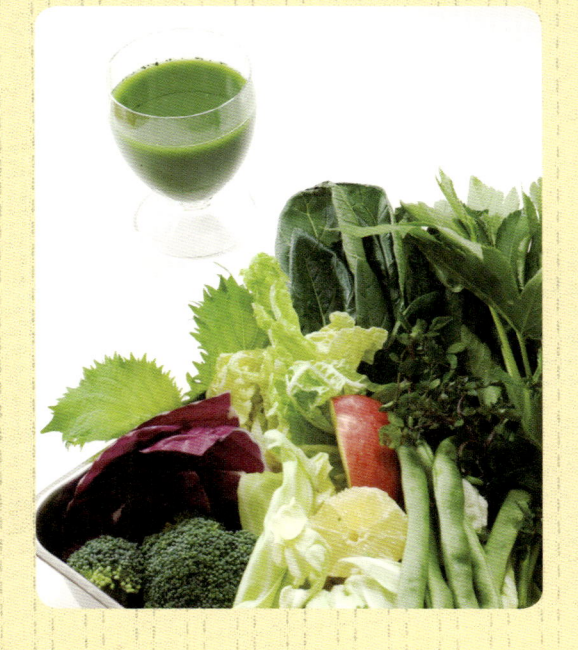

中山さん 1日目｜夕食 🌙晩

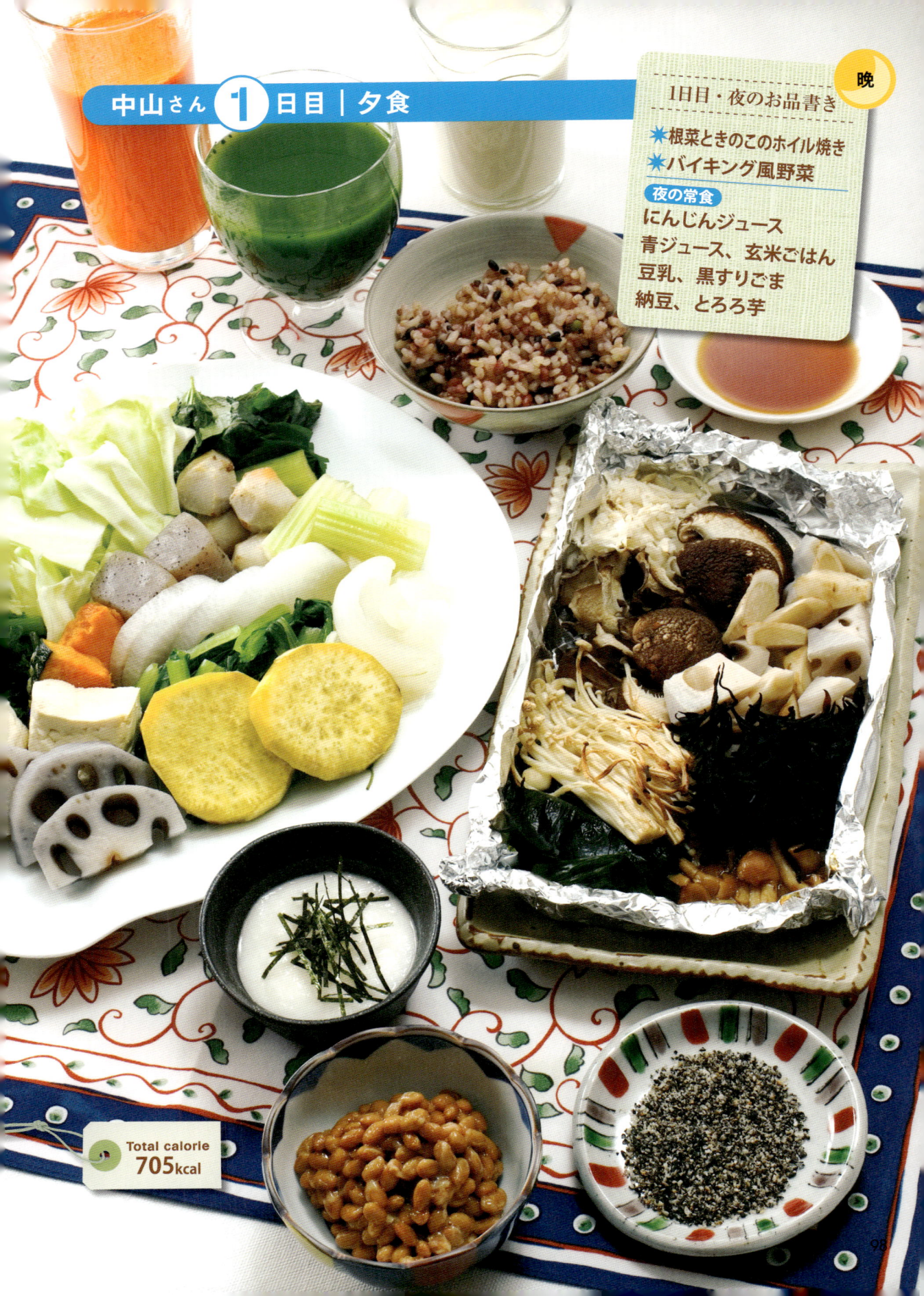

1日目・夜のお品書き

* 根菜ときのこのホイル焼き
* バイキング風野菜

夜の常食
にんじんジュース
青ジュース、玄米ごはん
豆乳、黒すりごま
納豆、とろろ芋

Total calorie 705kcal

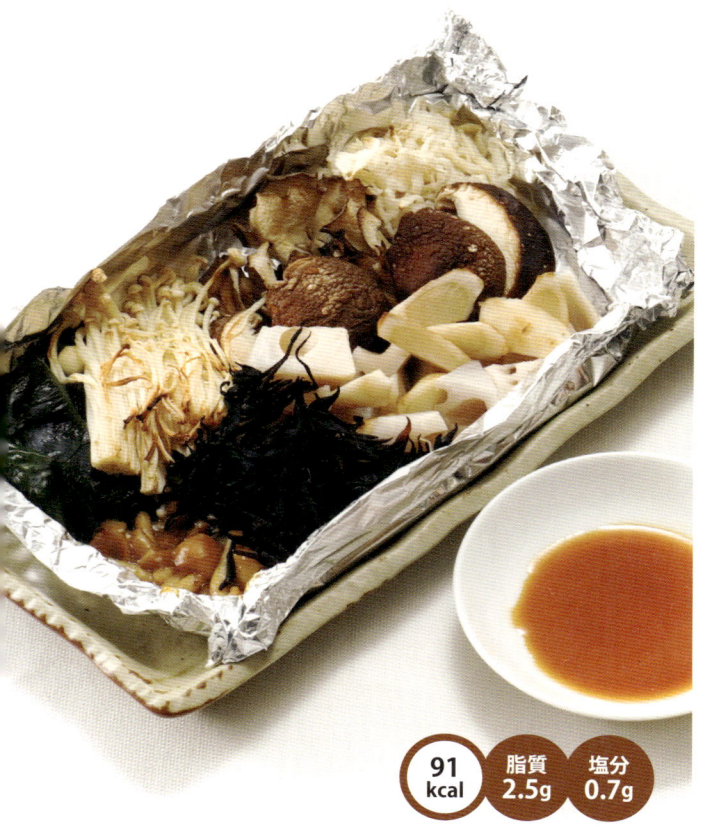

抗がん作用のあるきのこをたっぷり
海藻と根菜も加えて胃腸を健やかに
根菜ときのこのホイル焼き

材料（1人分）
わかめ（乾燥）………2g	えのき茸………30g（1/3束）
ひじき（乾燥）………2g	まいたけ………30g（1/3パック）
切干大根（乾燥）………3g	なめこ………………30g
ごぼう………30g（1/6本）	減塩醤油………3g（小さじ1/2）
れんこん………30g（4cm）	オリーブ油………2g（小さじ1/2）
しいたけ………20g（2枚）	

作り方
① わかめ・ひじき・切干大根はそれぞれ水で戻して、水気をよく切る。
② ごぼう・れんこんは皮をむき、ひと口大に切る。
③ しいたけは石づきを取り、半分のそぎ切り、えのき茸・まいたけは根元を切り落として小房に分ける。
④ 大きめに切ったアルミホイルにオリーブ油をぬり、①・②・③・なめこを並べ、減塩醤油をかけて包む。
⑤ ④をオーブントースターで15分焼く。

91 kcal　脂質 2.5g　塩分 0.7g

さまざまな野菜の栄養素とともに
乳がんに有効な大豆イソフラボンを
バイキング風野菜

118 kcal　脂質 1.9g　塩分 0.2g

材料（1人分）
キャベツ………60g（1枚）	大根………50g（2cm）
春菊………40g	れんこん………40g（5cm）
たまねぎ………30g（1/6個）	里芋………60g（1個）
セロリ………40g（1/3本）	さつまいも………30g（1/5本）
モロヘイヤ（葉）………30g	かぼちゃ………30g
小松菜………50g（1株）	豆腐………30g（1/10丁）
	こんにゃく………50g（1/5丁）

作り方
① キャベツ・春菊は水洗いして3cm大に切り、たまねぎは皮をむいて1cm幅に切る。
② セロリ・モロヘイヤ（葉）・小松菜は水洗いをして根元を切り落とし、3cm長さに切る。
③ 大根・れんこんは皮をむいて2cm厚さの半月切りにする。
④ 里芋は皮をむいて4等分、さつまいもは1cm厚さの輪切り、かぼちゃはひと口大に切る。
⑤ 豆腐・こんにゃくは半分に切る。
⑥ ①・②は500wの電子レンジでしんなりするまで加熱する。
⑦ ③・④・⑤は500wの電子レンジで軟らかくなるまで十分に加熱する。
⑧ ⑥・⑦を器に盛り付ける。

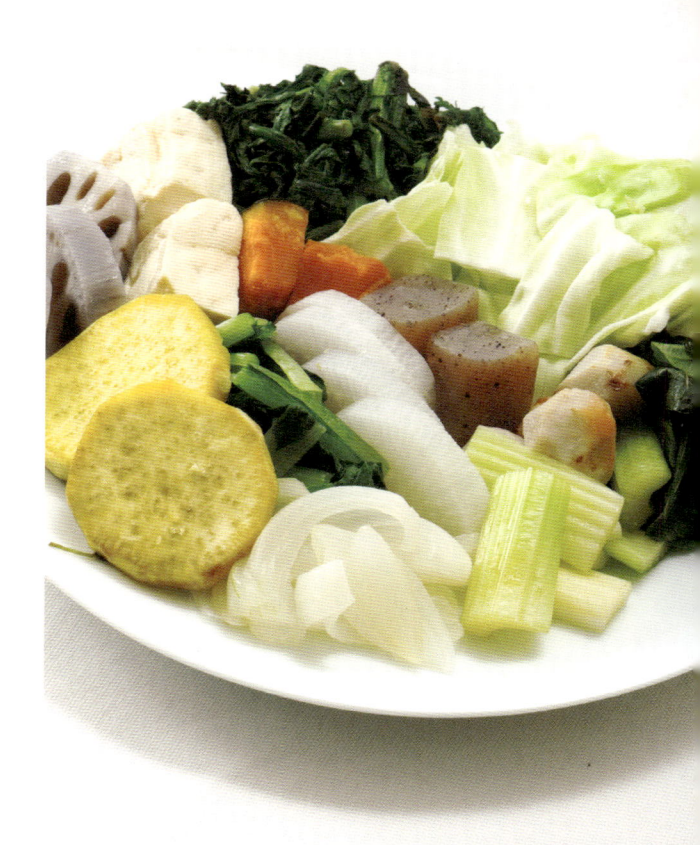

中山さん 2日目 | 夕食

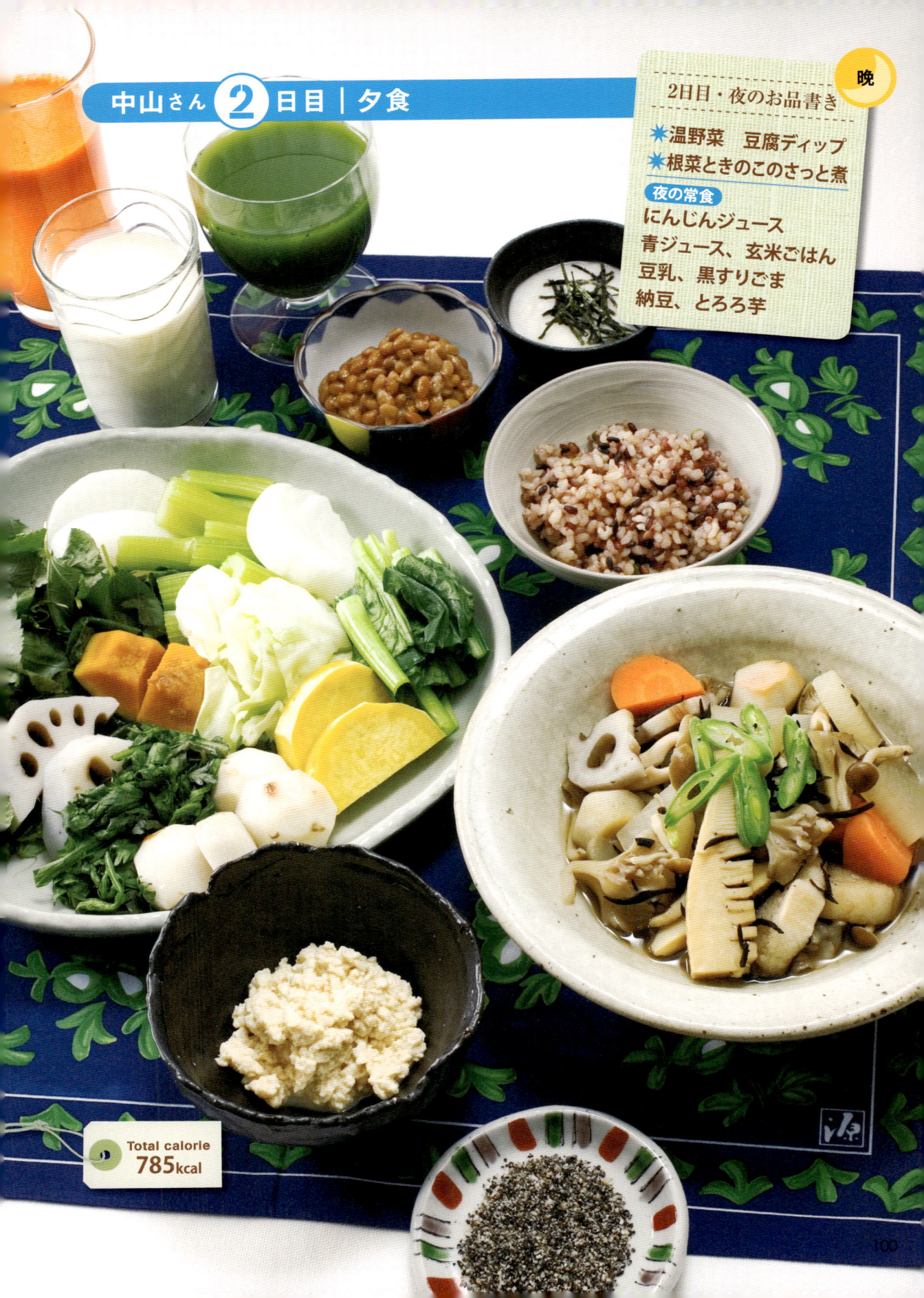

2日目・夜のお品書き　晩

* 温野菜　豆腐ディップ
* 根菜ときのこのさっと煮

夜の常食
にんじんジュース
青ジュース、玄米ごはん
豆乳、黒すりごま
納豆、とろろ芋

Total calorie **785kcal**

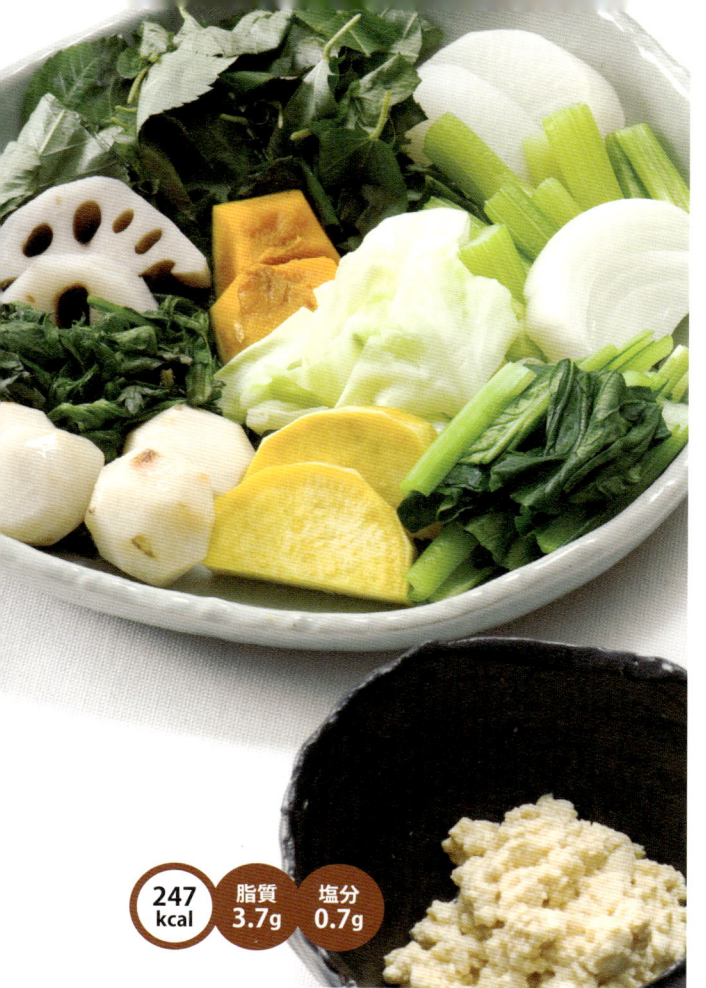

ドレッシングの代わりに
豆腐を使って大豆イソフラボンを摂取
温野菜　豆腐ディップ

材料（1人分）

キャベツ………60g（1枚）	れんこん………40g（5cm）
春菊…………40g（⅕束）	里芋……………60g（1個）
たまねぎ……30g（⅙個）	さつまいも……30g（⅕本）
セロリ………40g（⅓本）	かぼちゃ………………30g
モロヘイヤ…30g（⅓袋）	豆腐……………60g（⅕丁）
小松菜………50g（1株）	低塩みそ…6g（小さじ½）
大根……………50g（2cm）	

作り方

❶キャベツ・春菊は水洗いして3cm角に切り、たまねぎは皮をむいて1cm幅に切る。
❷セロリ・モロヘイヤ・小松菜は水洗いをして根元を切り落とし、3cm長さに切る。
❸大根・れんこんは皮をむいて2cm厚さの半月切りにする。
❹里芋は皮をむいて4等分、さつまいもは1cm厚さの輪切り、かぼちゃはひと口大に切る。
❺豆腐は水きりをしてフォークでくずし、低塩みそと合わせる。
❻①・②は500wの電子レンジでしんなりするまで加熱する。
❼③・④は500wの電子レンジで軟らかくなるまで十分に加熱する。
❽⑥・⑦を器に盛り付け、⑤を添える。

247 kcal　脂質 3.7g　塩分 0.7g

42 kcal　脂質 0.3g　塩分 0.5g

食物繊維の豊富な根菜と
きのこのβ-グルカンでがんに勝つ
根菜ときのこのさっと煮

材料（1人分）

ひじき（乾燥）…………2g	しいたけ………20g（2枚）
麸（乾燥）………………5g	しめじ……30g（¼パック）
にんじん………30g（3cm）	まいたけ…30g（⅓パック）
たけのこ（水煮）……30g	れんこん………30g（4cm）
いんげん………1g（⅓本）	減塩醤油…3g（小さじ½）
里芋…………30g（½個）	昆布……………………1g
かぶ…………25g（¼個）	水………200mℓ（1カップ）
大根……………30g（1cm）	

作り方

❶鍋に水と昆布を入れて火にかけ、沸騰直前に昆布を取り出し、だし汁を作る。
❷乾燥ひじき・麸は水で戻して、水気をよく切る。
❸皮をむいたにんじん・たけのこをひと口大に切り、いんげんは両端を切り落として斜め半分に切る。
❹里芋は皮をむいて半分に切り、かぶ・大根・れんこんは皮をむいて5mm厚さのいちょう切りにする。
❺しいたけは石づきを取って半分のそぎ切り、しめじ・まいたけは根元を切り落とし小房に分ける。
❻①に減塩醤油・②・③・④・⑤を加え火にかけ、根菜が煮えたら火を止める。

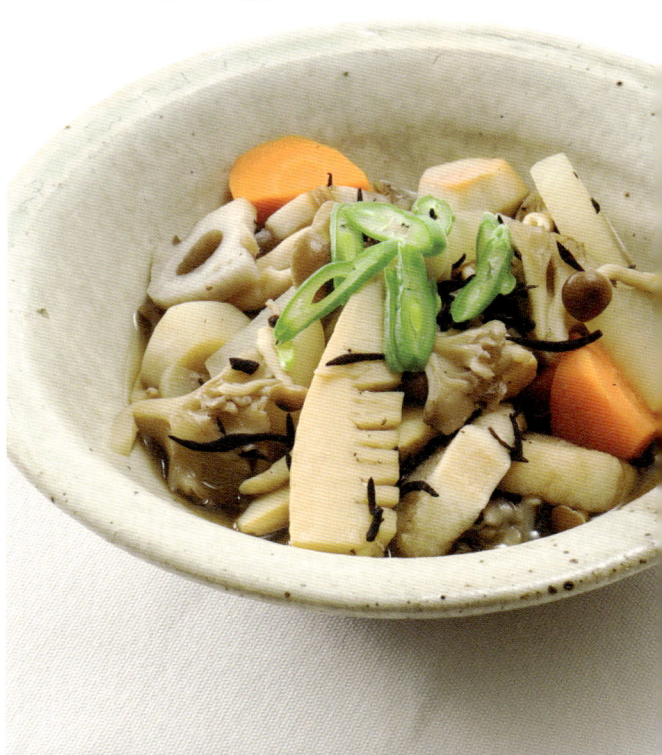

中山さん 3日目｜夕食

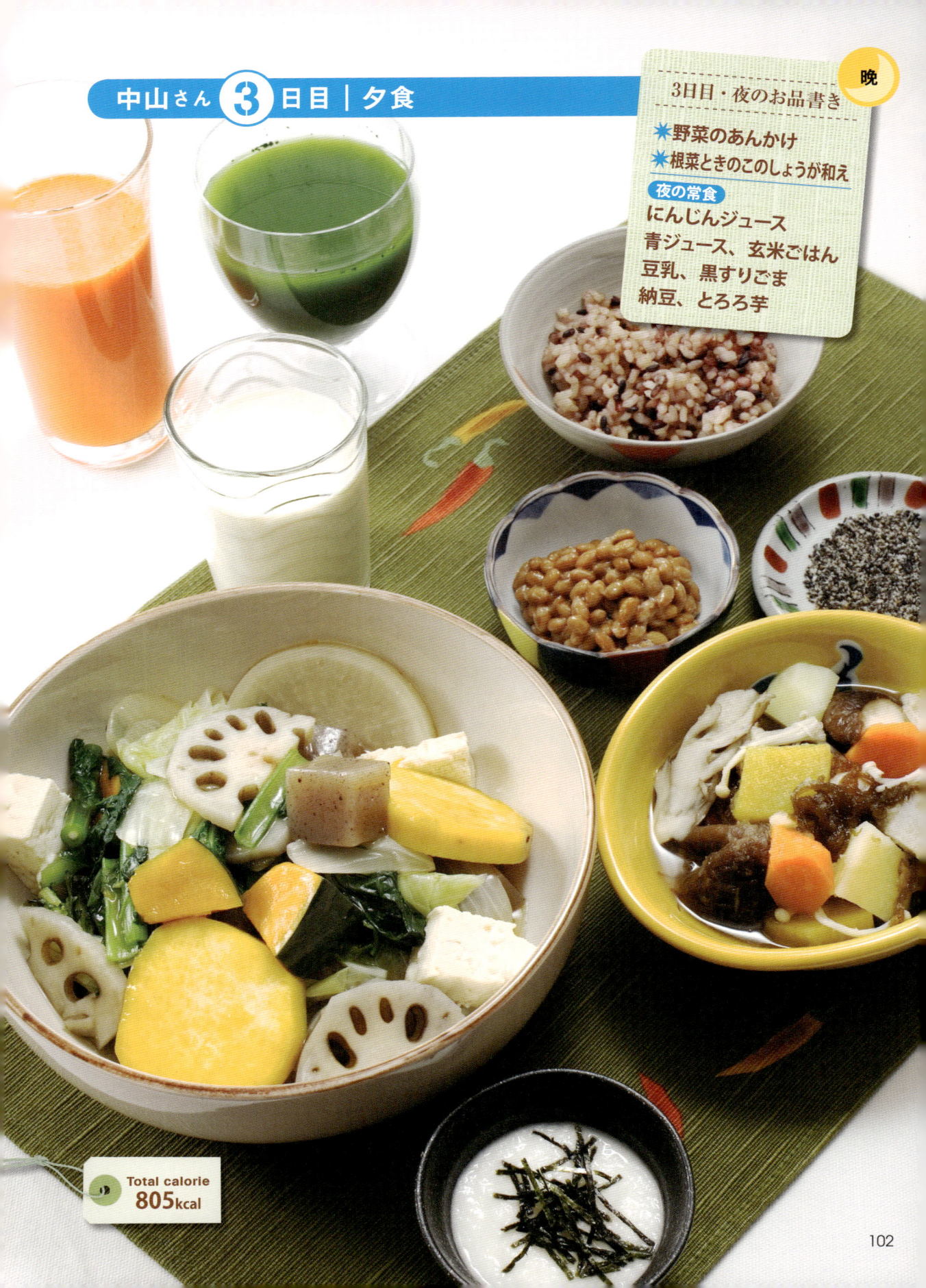

3日目・夜のお品書き 🌙晩

* 野菜のあんかけ
* 根菜ときのこのしょうが和え

夜の常食
にんじんジュース
青ジュース、玄米ごはん
豆乳、黒すりごま
納豆、とろろ芋

Total calorie 805kcal

根菜や緑黄色野菜、芋類など
豊富な栄養をバランスよく
野菜のあんかけ

材料（1人分）
キャベツ………60g（1枚）	かぼちゃ……………30g
春菊………………40g	豆腐…………30g（1/10丁）
たまねぎ……30g（1/6個）	こんにゃく……50g（1/5丁）
モロヘイヤ（葉）………30g	片栗粉………6g（小さじ2）
小松菜………………50g	減塩醤油……3g（小さじ1/2）
大根……………50g（2cm）	昆布…………………………1g
れんこん………40g（5cm）	水………200㎖（1カップ）
さつまいも…30g（1/5本）	

作り方
❶鍋に水と昆布を入れて火にかけ、沸騰直前に昆布を取り出し、だし汁を作る。
❷キャベツ・春菊は水洗いして3cm大に切り、たまねぎは皮をむいて1cm幅に切る。
❸モロヘイヤ・小松菜は水洗いをして根元を切り落とし、3cm長さに切る。
❹大根・れんこんは皮をむいて2cm厚さの半月切りにする。
❺さつまいもは1cm厚さの輪切り、かぼちゃはひと口大に切る。
❻豆腐・こんにゃくは半分に切る。
❼①に④・⑤・⑥を加えて火にかけ、④に火が通ったら②・③を加えてしんなりするまで加熱する。
❽⑦に、減塩醤油・同量の水で溶いた片栗粉を入れてとろみをつける。

198kcal　脂質2.0g　塩分0.5g

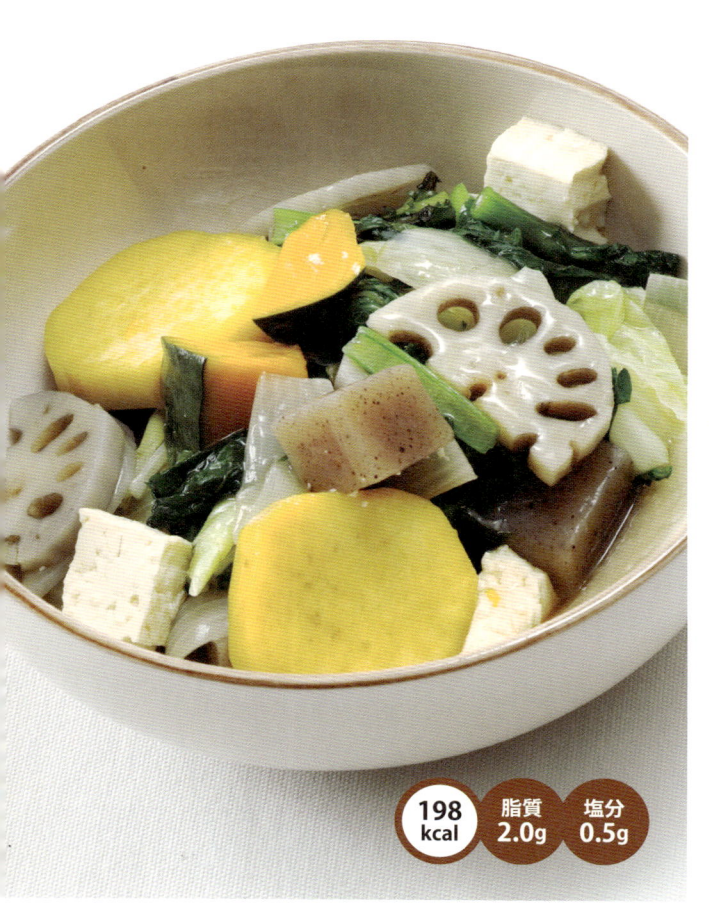

根菜が腸の調子を整え
しょうがは新陳代謝を活発に
根菜ときのこのしょうが和え

材料（1人分）
にんじん…………30g（3cm）	えのき茸………30g（1/3束）
ごぼう…………30g（1/6本）	しいたけ………20g（2枚）
じゃがいも……………20g	大根……………30g（1cm）
さつまいも……30g（1/5本）	しょうが…………………5g
まいたけ…30g（1/3パック）	もずく………70g（1パック）
しめじ……30g（1/4パック）	減塩醤油…3g（小さじ1/2）

作り方
❶にんじん・ごぼう・じゃがいも・さつまいもは皮をむき、ひと口大に切る。
❷まいたけ・しめじ・えのき茸は根元を切り落とし小房に分け、しいたけは石づきをとり半分に切る。
❸大根・しょうがは皮をむいてすりおろし、水気をきる。
❹鍋に①・②がつかるぐらいの水を入れて火にかけ、根菜に火が通ったらザルにあけて水気をきる。
❺④に③・もずく・減塩醤油を加えて和える。

111kcal　脂質0.7g　塩分0.4g

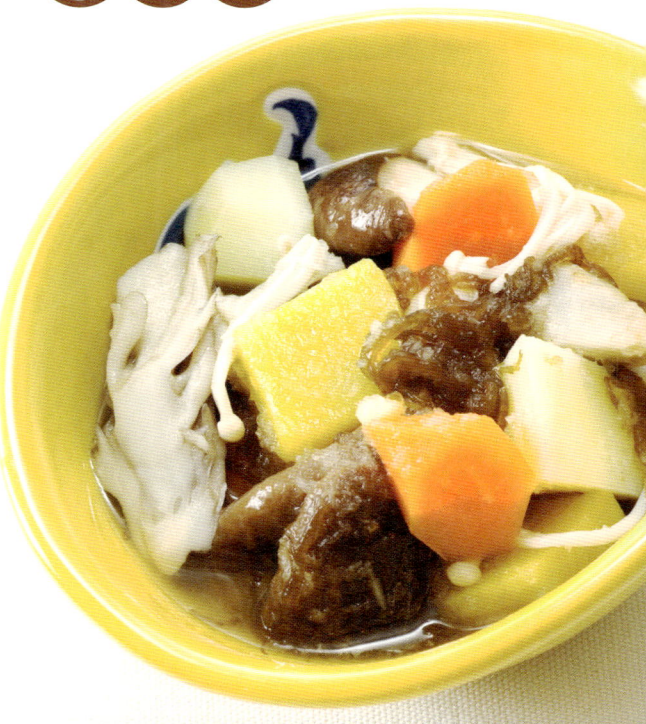

中山さん 4 日目｜夕食

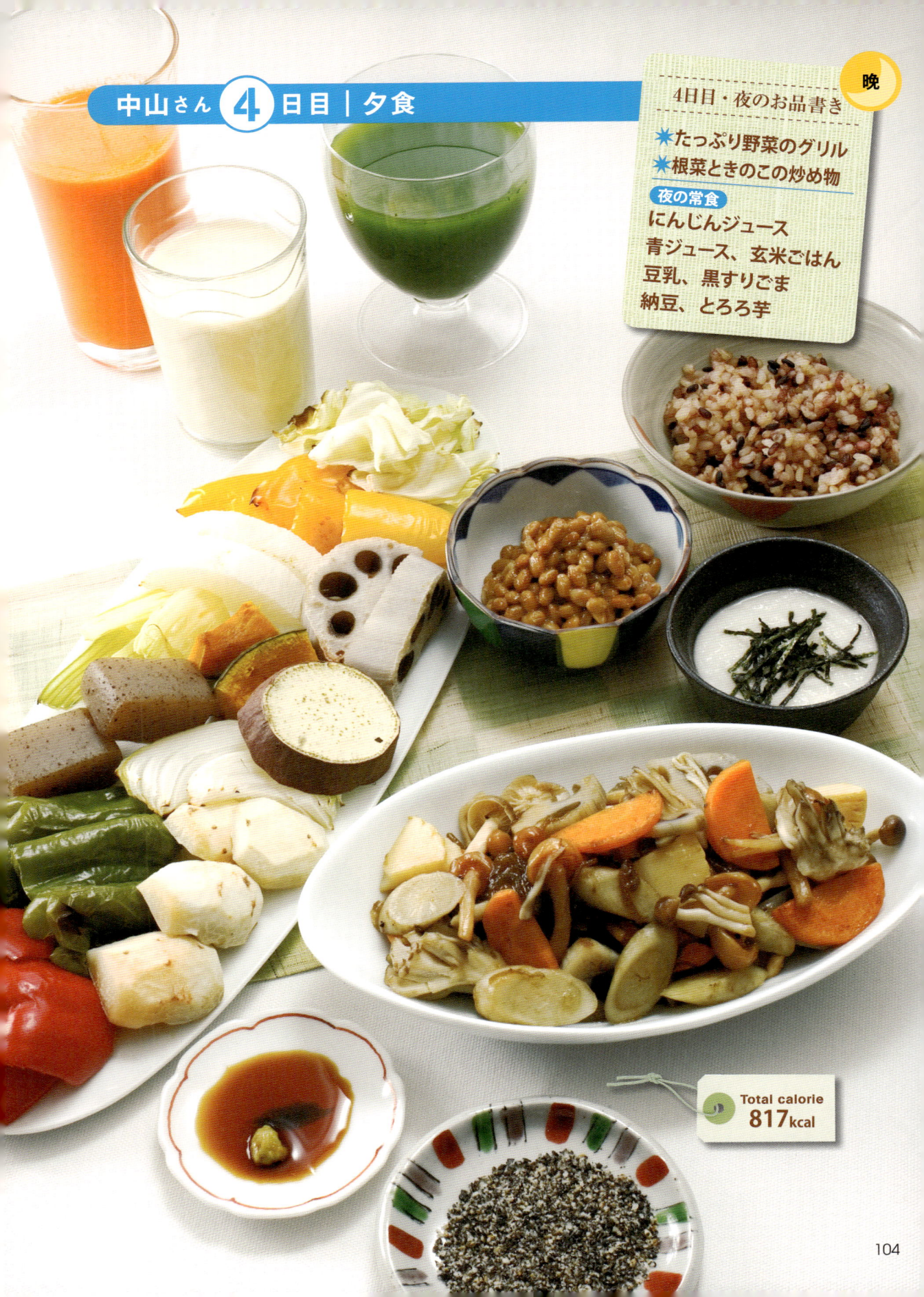

4日目・夜のお品書き 🌙晩

* たっぷり野菜のグリル
* 根菜ときのこの炒め物

夜の常食
にんじんジュース
青ジュース、玄米ごはん
豆乳、黒すりごま
納豆、とろろ芋

Total calorie **817** kcal

ビタミンCやβ-カロテンが豊富な
緑黄色野菜をたくさん摂ってがん予防
たっぷり野菜のグリル

材料（1人分）
キャベツ	60g（1枚）	れんこん	40g（5cm）
たまねぎ	30g（⅙個）	里芋	60g（1個）
セロリ	40g（⅓本）	さつまいも	30g（⅕本）
ピーマン	40g（2個）	かぼちゃ	30g
赤パプリカ	50g（⅓個）	こんにゃく	50g（⅕丁）
黄パプリカ	50g（⅓個）	わさび	少々
大根	50g（2cm）	減塩醤油	3g（小さじ½）

作り方
❶キャベツは水洗いして3cm大に切り、たまねぎは皮をむいて1cm幅に切る。
❷セロリは筋をとり3cm長さに切り、ピーマン・各色パプリカは種を取って4等分に切る。
❸大根・れんこんは皮をむいて2cm厚さの半月切りにする。
❹里芋は皮をむいて4等分、さつまいもは1cm厚さの輪切り、かぼちゃはひと口大に切る。
❺こんにゃくは半分に切る。
❻①・②・③・④・⑤を魚焼きグリルで焼き色がつくまで焼く。
❼わさび・減塩醤油を合わせ、⑥をつける。

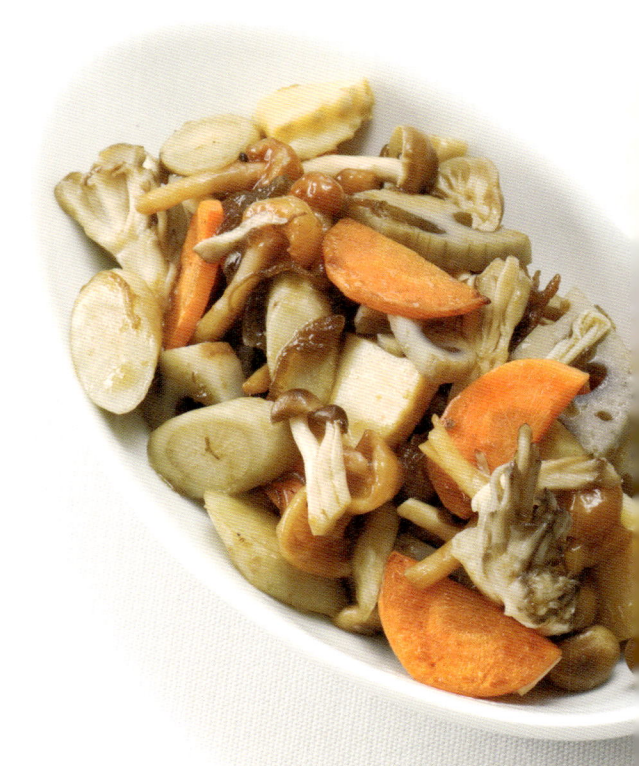

191 kcal　脂質 0.8g　塩分 0.4g

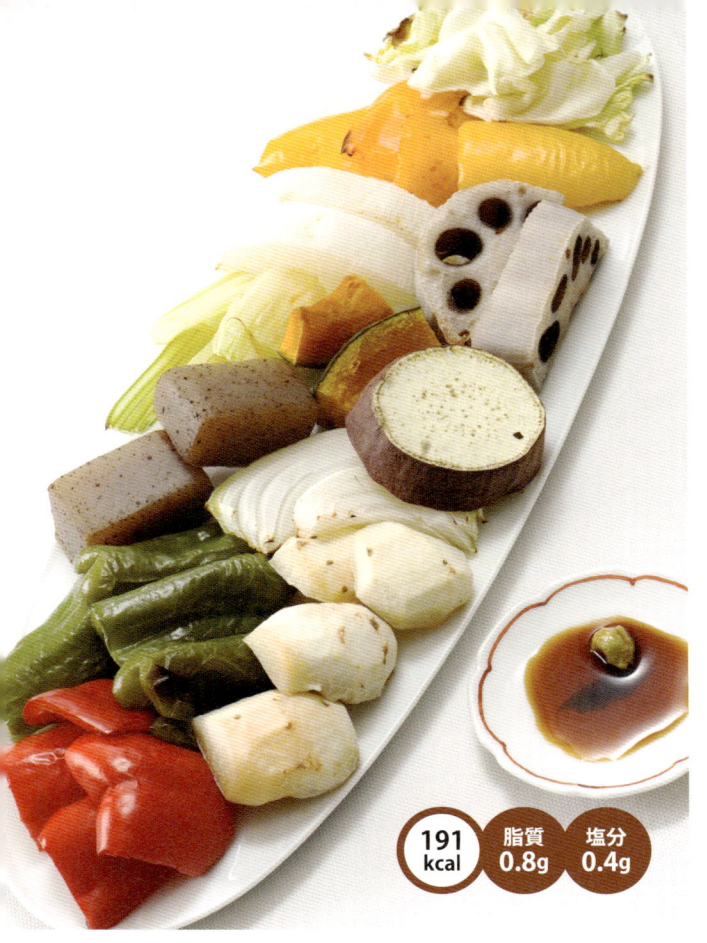

抗がん効果の高い根菜ときのこに
もずくを加えて不足しがちな鉄分を補う
根菜ときのこの炒め物

材料（1人分）
れんこん	30g（4cm）	まいたけ	30g（⅓パック）
ごぼう	30g（⅑本）	エリンギ	50g（大1本）
にんじん	30g（3cm）	ごま油	4g（小さじ1）
たけのこ（水煮）	30g	なめこ	30g（⅓パック）
えのき茸	30g（⅓袋）	もずく	70g（1パック）
しめじ	30g（¼パック）	減塩醤油	3g（小さじ½）

作り方
❶皮をむいたれんこん・ごぼう・にんじん・たけのこをひと口大に切る。
❷えのき茸・しめじ・まいたけは根元を切り落とし、小房に分ける。
❸エリンギは縦に4等分に切る。
❹熱したフライパンにごま油を敷き、①・②・③を加えて根菜に火が通るまで炒める。
❺④になめこ・もずくを加えて軽く炒め、減塩醤油を加えて火を止める。

130 kcal　脂質 4.9g　塩分 0.5g

再発がん 大腸がん

実例レシピ ⑤

主婦・66歳 | 小池悦子さん

根治治療不可能と宣告された「腹膜播種（ふくまくはんしゅ）」を食事療法で克服！

大腸がん手術後も再発が続き……

6年前の2004年、私は入退院を繰り返していた父と、自宅での介護を必要としていた母の世話が重なり、過度のストレスを感じながら日々の生活を送っていました。とにかく忙しい毎日のなか、翌年になると父が他界。精神的にも肉体的にも限界だったのだと思います。

私自身の病気に気がついたのは、そんなときです。もともと不眠症だったこともありますが、ほとんど眠ることができず、そのうちに、便が出なくなりました。近くの病院で診てもらいましたが、便秘ではないかとの診断で、しばらく様子をみることになりました。けれど吐き気がひどく、食事もほとんどのどを通りません。どうにもならなくなり、大きな病院で検査をしたところ、大腸がんが発見されました。医師からがんと告知されたあとは、頭の中がぼーっとしてしまって、どこをどう帰ったのかも覚えていません。化学療法で治療することになりましたが、副作用に耐えられないのではないかと思い、処方された抗がん剤も服用しませんでした。何よりも、副作用によって80歳を過ぎた母の面倒をみられなくなってしまうのが怖かったのです。

2006年8月、大腸がん切除の手術を行いました。けれどその後、肝臓への転移が見つかったため、翌年4月に再手術、3カ所のがんを切除しました。さらにそれから1年余りが過ぎた2008年には腹膜播種（ふくまくはんしゅ）が発覚し、5年生存率は30％だとの宣告をされてしまいました。気落ちする私に、息子が済陽先生の著書を買ってきてくれました。このとき済陽先生の本にめぐり合っていなければ、私の命は終わっていたかもしれません。

お手上げと思われた腹膜播種が治癒

済陽先生を訪ねたのは、腹膜播種がわかってから約2カ月が過ぎた2009年の1月でした。さっそく食事療法とTS-1の投薬による療法がはじまりました。

しかし、治療をはじめて半年が経とうとしていた6月ごろ、今度は左右の卵巣に転移したがんが見つかったため、この腫瘍を摘出することに。食事療法を継続しながら、11月になって手術を受けました。半年以上食事療法を続けていた成果が出たのか、手術のときには腫瘍マーカーが正常値に戻り、腹膜播種もほとんど消えていたことがわかりました。

病気になる前は、味の濃い食べ物が好きで、塩分も摂り過ぎだったのだと思います。しかし、食事療法をはじめてからは、根菜や葉もの野菜をたくさん食べるように心がけ、薄味の食事へと改善。がこの食事に慣れるのはとっても大変で、大好きな肉を無性に食べたくなることもありました。それでも命のほうが大切と思い、がんばりました。

食事療法をはじめてからは、野菜や果物は、なるべく有機栽培のものを選ぶようにしています。割合としては、有機栽培のものと普通のスーパーで買ったものの、半々くらいでしょうか。有機野菜を扱っているお店が近所にありますし、息子が遊びに来るときに買ってきてくれることもあるので助かっています。

野菜・果物のほかに、昼と夜に欠かさずヨーグルトを食べています。海藻類を摂るために、根昆布エキスも毎朝欠かしません。これは、大きめの空き瓶に水と根昆布を入れ、一晩寝かせたものです。

こうして、食事療法を続けて1年が経ち、食事療法にもずいぶん慣れました。最初はジュースを飲むだけでお腹がいっぱいになってしまい、ごはんを減らしたりしていましたが、今では寒天のはちみつがけやショウガ葛湯などの間食を楽しむこともあります。

済陽先生には毎日、感謝しています。食事療法は、これからも続けていきたいと思っています。

腹膜播種を食事療法で改善

S状結腸がん切除後、肝転移をきたし、再手術。その後、腹膜播種、卵巣転移をきたし、食事療法にて、改善。残存卵巣転移巣を切除。

治療前　2009年10月23日 → 治療後　2009年12月9日

小池さん・4日間の実例メニュー表

1日目

	献立名	カロリー(kcal)	塩分(g)
朝	果物（グレープフルーツ・キウイフルーツ・りんご）	207	0.0
	レモン汁・根昆布汁	13・3	0.0・0.1
	蒸しさつまいも・緑茶	172・10	0.0・0.0
	ミネラルウォーター	0.0	0.0
昼	にんじんりんごジュース	120	0.2
	プレーンヨーグルト	93	0.1
	水菜のおひたし・お好み焼き	60・267	0.6・1.1
晩	プレーンヨーグルト	93	0.1
	野菜ジュース・納豆	183・101	0.3・0.3
	½玄米ごはん	177	0.0
	ほうれん草のごま和え	48	0.2
	具だくさん味噌汁	126	1.7
	生アジの塩焼き	99	0.5
	合計	1772	5.2

2日目

	献立名	カロリー(kcal)	塩分(g)
朝	果物（グレープフルーツ・キウイフルーツ・りんご）	207	0.0
	レモン汁・根昆布汁	13・3	0.0・0.1
	蒸しさつまいも・緑茶	172・10	0.0・0.0
	ミネラルウォーター	0.0	0.0
昼	にんじんりんごジュース	120	0.2
	プレーンヨーグルト	93	0.1
	鮭とレタスのチャーハン・ワカメとたまねぎの酢の物	277・21	0.1・0.2
晩	プレーンヨーグルト	93	0.1
	野菜ジュース・納豆	183・101	0.3・0.3
	½玄米ごはん	177	0.0
	オクラのごま和え・トマト	45・17	0.2・0.0
	たっぷりきのこと根菜の味噌汁	121	1.3
	野菜の煮しめ	118	0.7
	合計	1771	3.6

3日目

	献立名	カロリー(kcal)	塩分(g)
朝	果物（グレープフルーツ・キウイフルーツ・りんご）	207	0.0
	レモン汁・根昆布汁	13・3	0.0・0.1
	蒸しさつまいも・緑茶	172・10	0.0・0.0
	ミネラルウォーター	0.0	0.0
昼	にんじんりんごジュース	120	0.2
	プレーンヨーグルト	93	0.1
	煮込みうどん・かぶの酢の物	312・28	1.5・0.3
晩	プレーンヨーグルト	93	0.1
	野菜ジュース・納豆	183・101	0.3・0.3
	½玄米ごはん	177	0.0
	イワシの塩焼き	89	0.3
	小松菜のごま和え・トマト	50・17	0.2・0.0
	にらと溶き卵の澄まし汁	117	0.8
	合計	1785	4.2

4日目

	献立名	カロリー(kcal)	塩分(g)
朝	果物（グレープフルーツ・キウイフルーツ・りんご）	207	0.0
	レモン汁・根昆布汁	13・3	0.0・0.1
	蒸しさつまいも・緑茶	172・10	0.0・0.0
	ミネラルウォーター	0.0	0.0
昼	にんじんりんごジュース	120	0.2
	プレーンヨーグルト	93	0.1
	大和芋入り山菜そば・チンゲン菜のおひたし	286・14	2.9・0.2
晩	プレーンヨーグルト	93	0.1
	野菜ジュース・納豆	183・101	0.3・0.3
	½玄米ごはん	177	0.0
	厚焼き卵	114	1.1
	長芋のすりおろし	61	0.2
	ねぎのぬた	57	0.3
	合計	1704	5.8

※オレンジ太字は定番メニューです

済陽先生 Comment

小池さんは食事療法と投薬治療をはじめて、一旦はCEA数値が低下したのですが、再び上昇。精査の結果、卵巣転移が認められました。転移卵巣は液状成分を含んでいため、抗がん剤や食事での治療では根治不能と判断し、やむを得ず手術をしましたが、このときの開腹所見では、腹膜播種はほぼ治癒していることがわかりました。

小池さんの定番メニュー	【朝】果物	【朝】蒸しさつまいも	【昼】にんじんりんごジュース	【晩】納豆
	【朝】レモン汁	【朝】緑茶	【昼】【晩】プレーンヨーグルト	【晩】½玄米ご飯
	【朝】根昆布汁	【朝】ミネラルウォーター	【晩】野菜ジュース	

朝　果物

材料・作り方（1人分）
① グレープフルーツ（1個）・キウイフルーツ（1個）は皮をむいて食べやすい大きさに切る。
② りんご（½個）は皮をむいて芯を取り、食べやすい大きさに切る。

朝　レモン汁

材料・作り方（1人分）
① レモン（1個）を半分に切って搾り、グラスに注ぐ。

朝　根昆布汁

材料・作り方（1人分）
① 根昆布（1本）をさっと水洗いして3～4個に切り分けコップに入れ、水（1カップ）を注いで1晩おく。
② 翌朝、根昆布を取り出す。

朝　蒸しさつまいも

材料・作り方（1人分）
① 蒸気の上がった蒸し器にさつまいも（1本）を入れて蒸す。

朝　緑茶

材料（1人分）
緑茶……200㎖（1カップ）

朝　ミネラルウォーター

材料（1人分）
ミネラルウォーター……200㎖（1カップ）

昼　にんじんりんごジュース

材料・作り方（1人分）
① にんじん（2本）はよく水洗いし、りんご（1個）は芯を取ってジューサーにかける。
② レモン果汁（1個分）を①に加えてよく混ぜる。

昼　晩　プレーンヨーグルト

材料・作り方（1人分）
① プレーンヨーグルト（100g）を器に入れ、はちみつ（大さじ½）を加えてよく混ぜる。

晩　野菜ジュース

材料・作り方（1人分）
① 小松菜（200g）・キャベツ（3枚）・セロリ（⅔本）・チンゲン菜（200g）は水で洗う。
② ピーマン（4個）は種とヘタを取り、にんじん（2本）はよく水洗いし、りんご（1個）は芯を取る。
③ ①・②をジューサーにかけ、レモン果汁（1個分）を加えてよく混ぜる。

晩　納豆

材料・作り方（1人分）
① 万能ねぎ（12g）は小口切りにする。
② 納豆（1パック）に減塩醤油（小さじ⅓）・酢（小さじ½）・①・ちりめんじゃこ（大さじ½）を加えてよくかき混ぜる。

晩　½玄米ごはん

材料・作り方（1人分）
① 玄米（25g）と白米（25g）を混ぜて洗う。
② ①・水（75㎖）を炊飯器に入れて炊く。

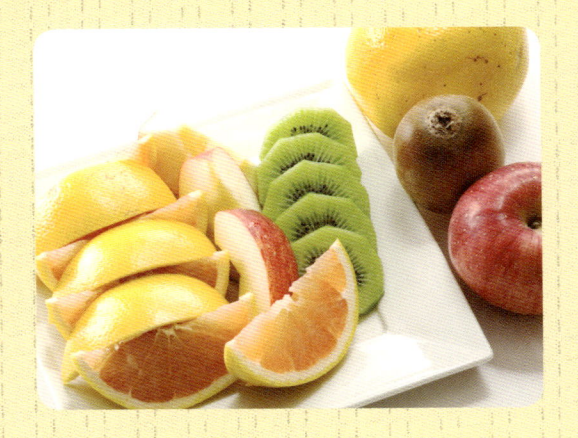

小池さん 1日目｜夕食

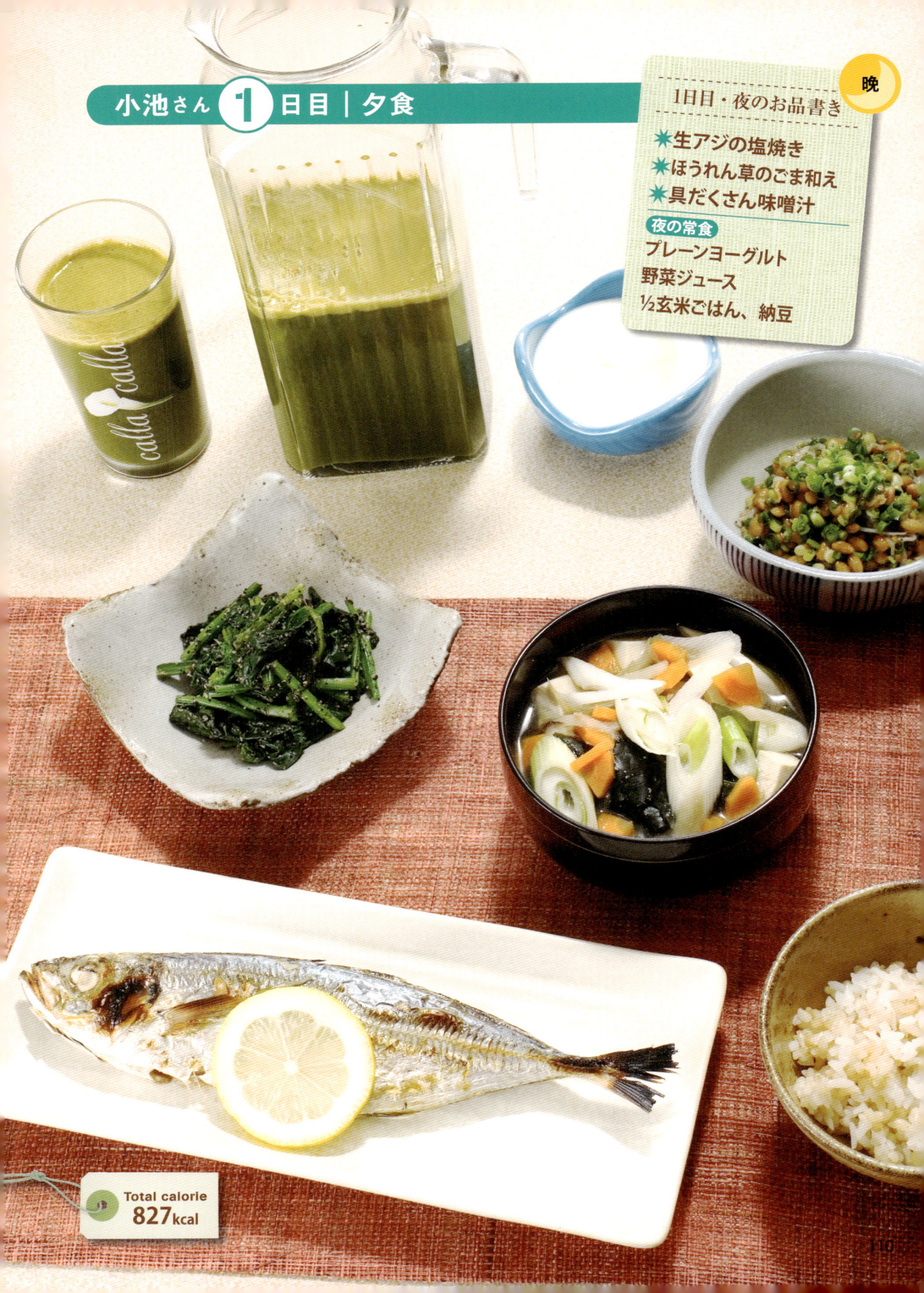

1日目・夜のお品書き 晩

* 生アジの塩焼き
* ほうれん草のごま和え
* 具だくさん味噌汁

夜の常食
プレーンヨーグルト
野菜ジュース
½玄米ごはん、納豆

Total calorie 827kcal

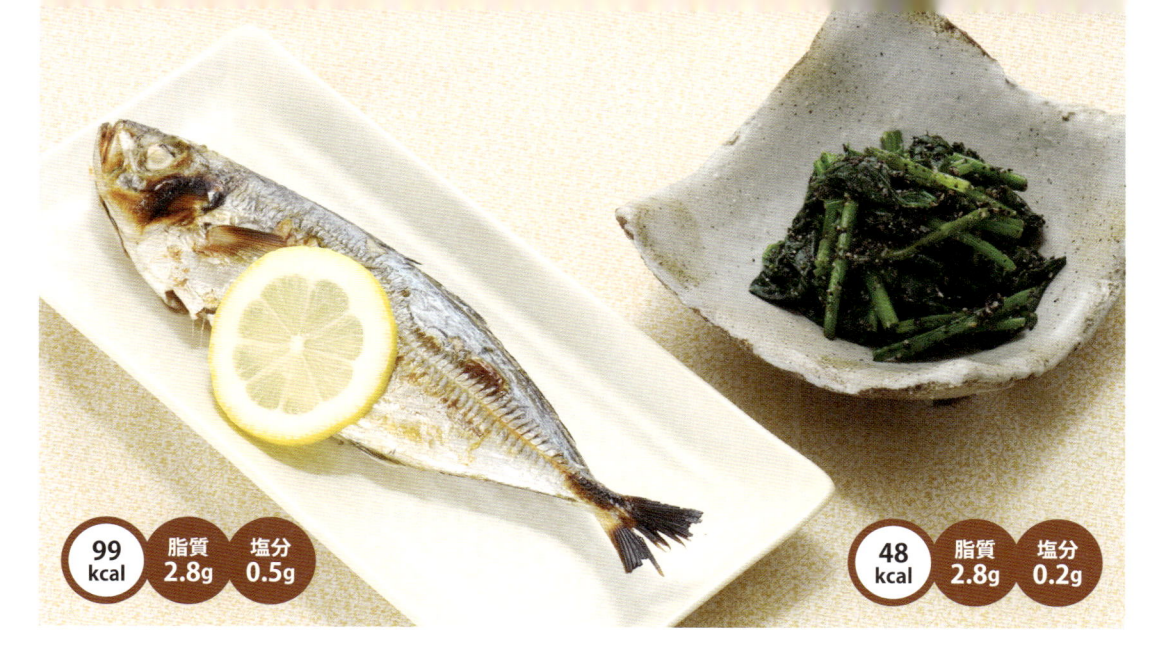

99 kcal 脂質 2.8g 塩分 0.5g

48 kcal 脂質 2.8g 塩分 0.2g

がんの発生や増殖を抑えるEPAと
脳を活性化させるDHAが豊富
生アジの塩焼き

材料・作り方（1人分）
❶アジ（1尾）はうろこと内臓を除いて水洗いし、減塩塩（0.5g）をふって魚焼きグリルで両面焼く。
❷器に①、レモン（スライス・5g）を添える。

から煎りしてすったごまは
消化がよく、抗酸化作用もアップ
ほうれん草のごま和え

材料・作り方（1人分）
❶ほうれん草（60g）はゆでて冷水にとって3cm長さに切り、水気をきる。
❷えごま（大さじ1）は熱したフライパンで炒めて、すり鉢ですり、めんつゆ（ストレート・大さじ½）を入れて混ぜる。
❸②に①を入れて和える。

さまざまな栄養素を逃さず
バランスよく摂取
具だくさん味噌汁

材料（1人分）
木綿豆腐…………20g　ごぼう………30g（⅕本）
わかめ（乾燥）……2g　しいたけ……20g（2枚）
長ねぎ……30g（⅓本）油揚げ………10g（½枚）
にんじん……30g（3cm）低塩みそ…12g（小さじ1）
大根…………30g（1cm）昆布……………………1g
　　　　　　　　　　水…………200ml（1カップ）

作り方
❶鍋に水と昆布を入れて火にかけ、沸騰直前に昆布を取り出し、だし汁を作る。
❷木綿豆腐はさいの目に切り、わかめは水に戻して水気をしぼり、長ねぎは斜め切りにする。
❸にんじん・大根は皮をむいて5mm厚さのいちょう切り、ごぼうは皮をむいてささがきにし、しいたけは石づきを取って薄切り、油揚げは熱湯をかけて油抜きをして1cm幅に切る。
❹①に②・③を入れて火にかけ、木綿豆腐が温まったら低塩みそを溶き入れる。

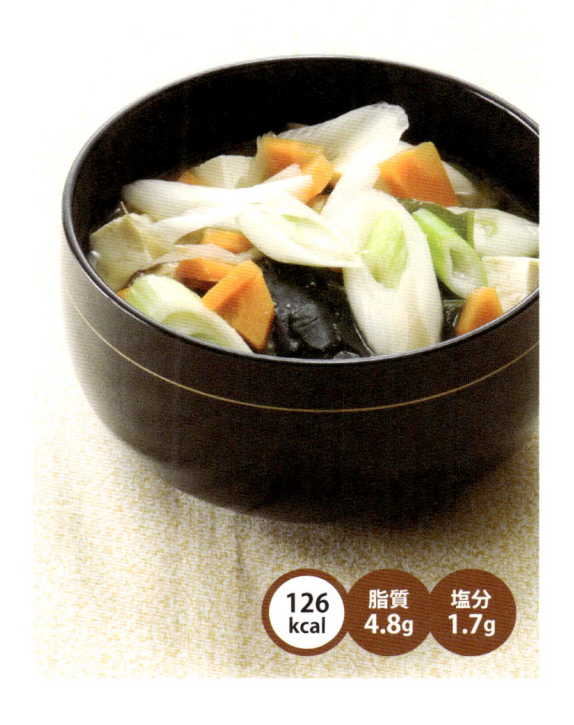

126 kcal 脂質 4.8g 塩分 1.7g

小池さん ② 日目｜夕食

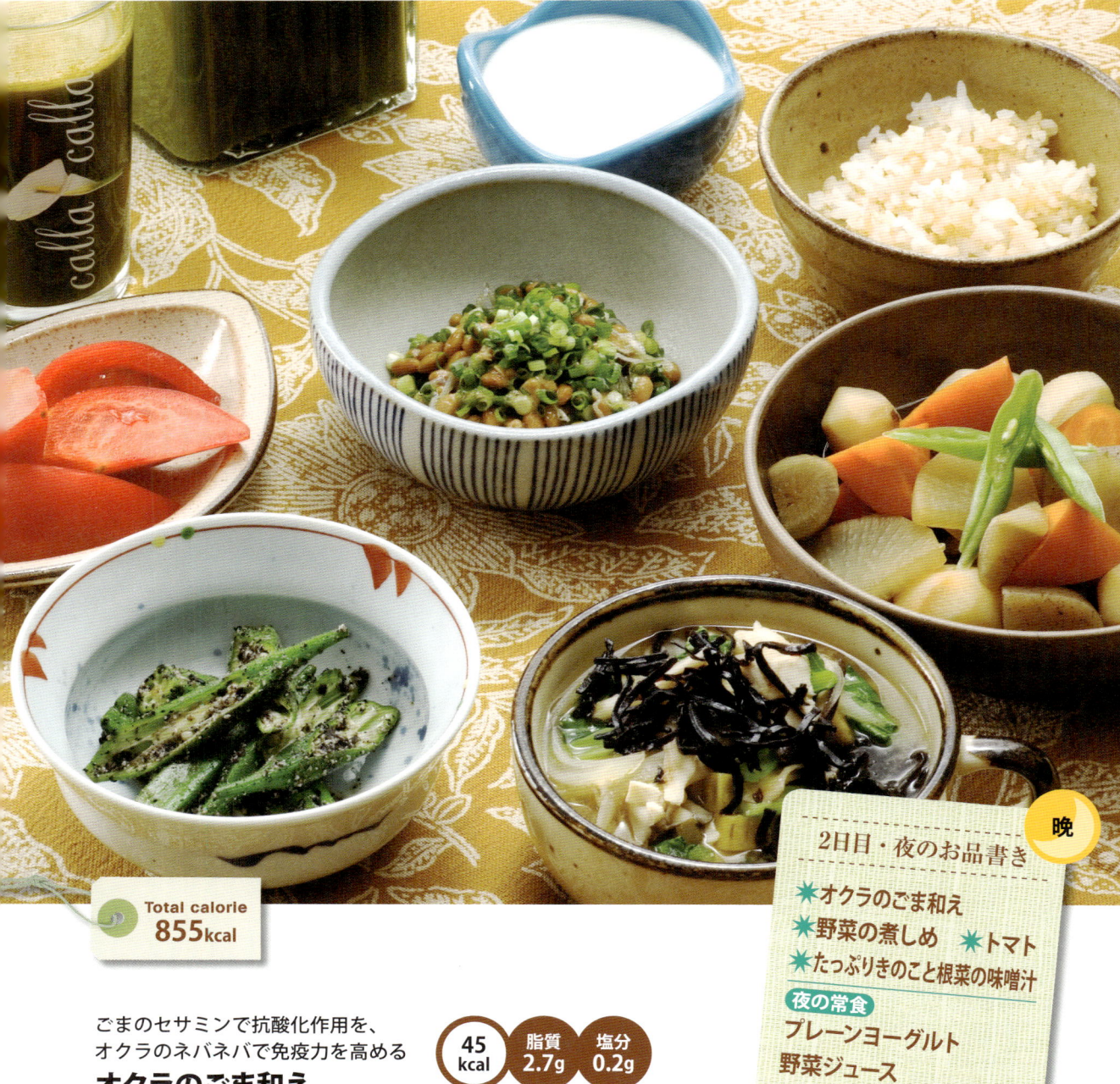

Total calorie 855kcal

2日目・夜のお品書き 🌙晩

- ✹ オクラのごま和え
- ✹ 野菜の煮しめ ✹ トマト
- ✹ たっぷりきのこと根菜の味噌汁

夜の常食
プレーンヨーグルト
野菜ジュース
½玄米ごはん、納豆

ごまのセサミンで抗酸化作用を、
オクラのネバネバで免疫力を高める
オクラのごま和え

45kcal　脂質2.7g　塩分0.2g

材料（1人分）
オクラ……………………36g（3本）
えごま……………………6g（大さじ1）
めんつゆ（ストレート）…7.5g（大さじ½）

作り方
❶オクラはゆでて冷水にとって3㎝長さの斜め切りにする。
❷えごまは熱したフライパンで炒めて、すり鉢ですりめんつゆを入れて混ぜる。
❸②に①を入れて和える。

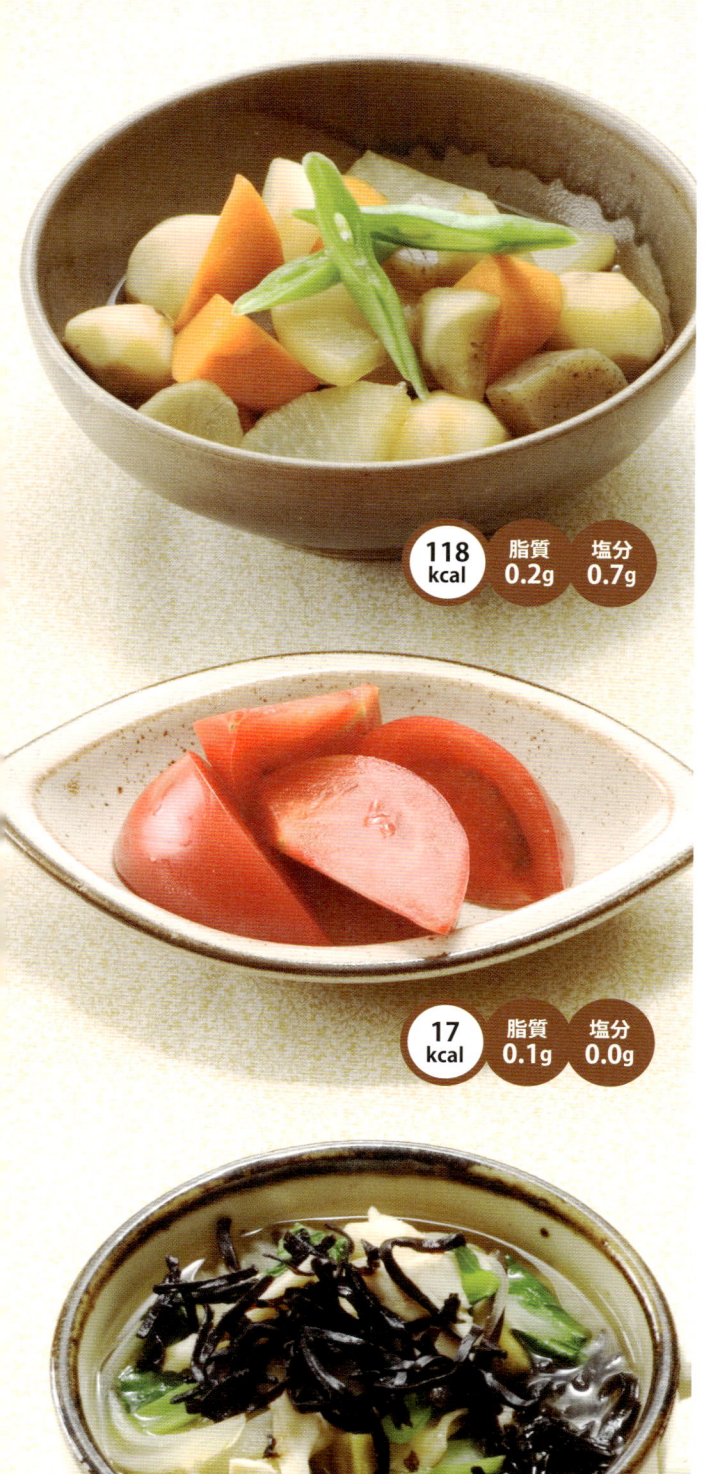

腸の働きを活発にする根菜で
免疫機能改善を目指す
野菜の煮しめ

材料（1人分）
里芋…………75g（中1個）	いんげん…………3g（1本）
にんじん………50g（¼本）	減塩醤油………6g（小さじ1）
ごぼう…………40g（¼本）	きび砂糖………3g（小さじ1）
大根……………50g（2cm）	昆布……………………1g
こんにゃく……40g（⅙丁）	水…………100mℓ（½カップ）

作り方
❶鍋に水と昆布を入れて火にかけ、沸騰直前に昆布を取り出し、だし汁を作る。
❷里芋・にんじん・ごぼう・大根は皮をむいて食べやすい大きさに切り、こんにゃくはちぎり、いんげんは斜めに切る。
❸①に②・減塩醤油・きび砂糖を加えて、弱火で野菜が柔らかくなるまで煮る。

118 kcal　脂質 0.2g　塩分 0.7g

活性酸素を除去するリコピンを
完熟トマトでたっぷり摂る
トマト

材料・作り方（1人分）
❶トマト（½個）は洗ってヘタをとり、くし型に切る。

17 kcal　脂質 0.1g　塩分 0.0g

アルギン酸を多く含む根昆布を加えて
がん予防効果がさらに充実
たっぷりきのこと根菜の味噌汁

材料（1人分）
根昆布（乾燥）……………1g	まいたけ……20g（⅕パック）
木綿豆腐………50g（⅙丁）	しいたけ…………20g（1枚）
さつまいも……30g（⅕本）	低塩みそ……12g（小さじ2）
たまねぎ………30g（¼個）	昆布……………………1g
小松菜…………………35g	水…………200mℓ（1カップ）

作り方
❶鍋に水と昆布を入れて火にかけ、沸騰直前に昆布を取り出し、だし汁を作る。
❷根昆布は水で戻して、せん切りにする。
❸木綿豆腐はさいの目に切り、さつまいもは1cm厚さのいちょう切り、たまねぎは皮をむいて薄切りにする。
❹小松菜は根元を切り落として2cm幅に切り、まいたけは小房に分けて、しいたけは石づきを取って薄切りにする。
❺①に②・③・④を入れて火にかけ、木綿豆腐が温まったら低塩みそを溶き入れる。

121 kcal　脂質 3.1g　塩分 1.3g

小池さん ❸日目｜夕食

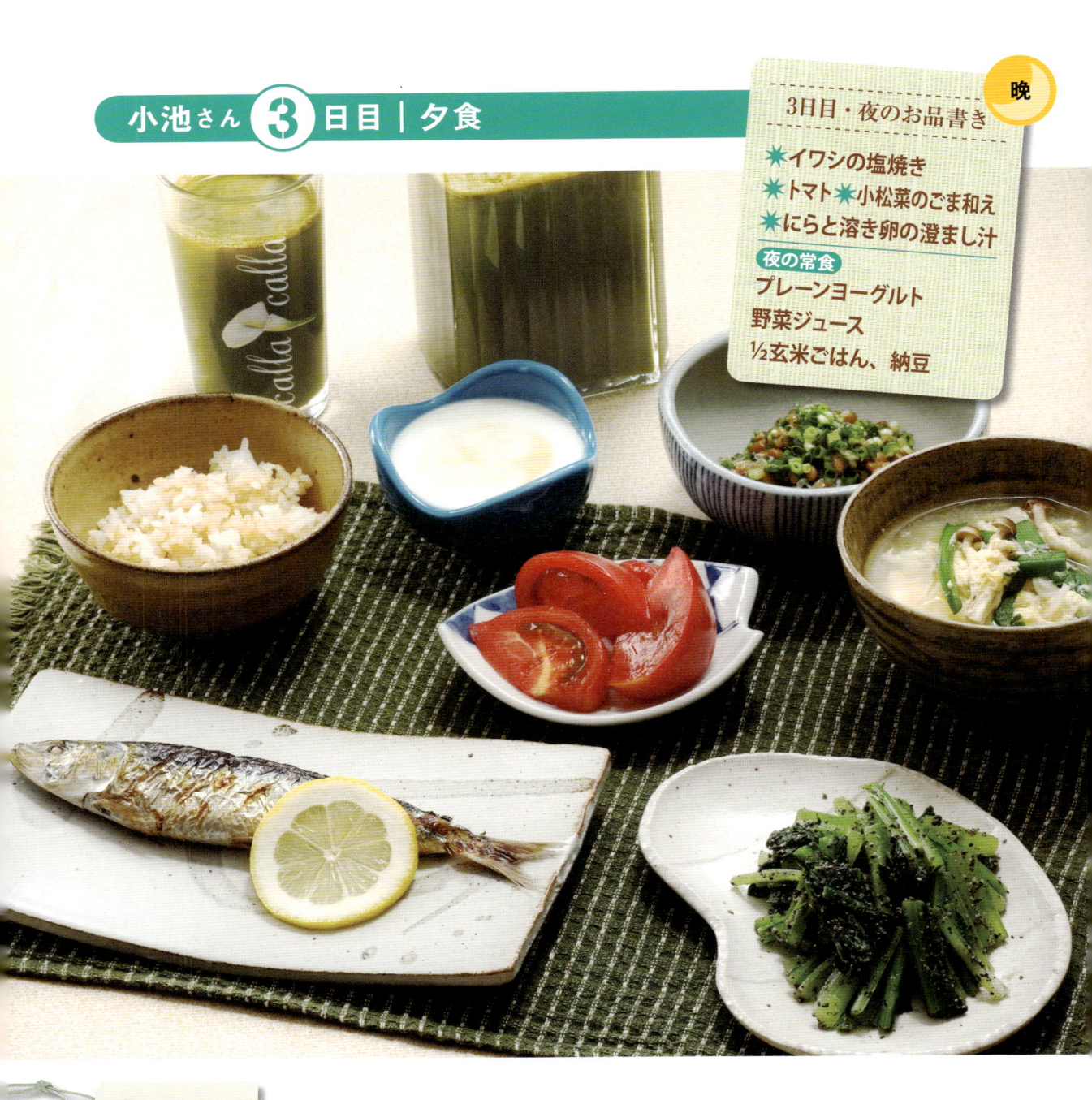

晩

3日目・夜のお品書き
* イワシの塩焼き
* トマト * 小松菜のごま和え
* にらと溶き卵の澄まし汁

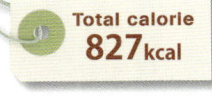

夜の常食
プレーンヨーグルト
野菜ジュース
½玄米ごはん、納豆

Total calorie 827 kcal

DHAとEPAの含有量トップクラス
カルシウムも豊富で血管も健やかに

イワシの塩焼き

89 kcal ／ 脂質 5.6g ／ 塩分 0.3g

材料（1人分）
- イワシ（生）……………80g（小1尾）
- 減塩塩…………………………0.5g
- レモン（スライス）………………5g

作り方
❶ イワシはうろこ・内臓を除いて水洗いする。
❷ ①に減塩塩をふって熱したフライパンで両面焼く。
❸ ②を器に盛りレモンを添える。

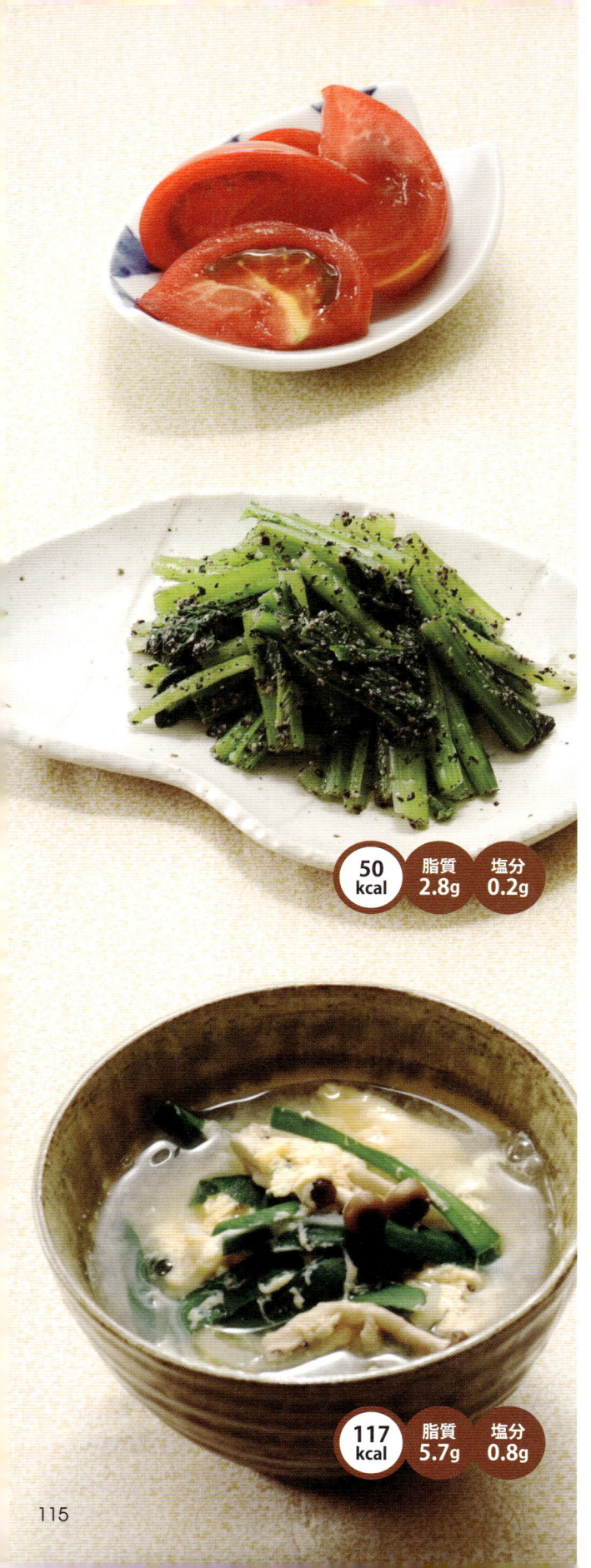

完熟トマトはリコピン豊富
皮ごと食べて栄養をまるごと吸収
トマト

17 kcal　脂質 0.1g　塩分 0.0g

材料・作り方（1人分）
❶トマト（½個）は洗ってヘタをとり、くし型に切る。

小松菜もえごまもカルシウムたっぷり
イライラの防止にも最適なコンビ
小松菜のごま和え

材料（1人分）
小松菜‥‥‥‥‥‥‥‥‥‥‥‥100g
えごま‥‥‥‥‥‥‥‥‥‥6g（大さじ1）
めんつゆ（ストレート）‥7.5g（大さじ½）

作り方
❶小松菜はゆでて冷水にとって3cm長さに切る。
❷えごまは熱したフライパンで炒めて、すり鉢ですりめんつゆを入れて混ぜる。
❸②に①を入れて和える。

50 kcal　脂質 2.8g　塩分 0.2g

ビタミンや食物繊維が豊富なにらは
がん撃退に強い効果を発揮
にらと溶き卵の澄まし汁

材料（1人分）
にら‥‥‥‥‥‥‥‥‥30g（⅓束）
たまねぎ‥‥‥‥‥‥‥30g（⅙個）
しめじ‥‥‥‥‥‥‥20g（⅕パック）
卵‥‥‥‥‥‥‥‥‥‥50g（1個）
減塩醤油‥‥‥‥‥‥‥3g（小さじ½）
昆布‥‥‥‥‥‥‥‥‥‥‥‥1g
煮干し‥‥‥‥‥‥‥‥‥‥‥5g
水‥‥‥‥‥‥‥250ml（1¼カップ）

作り方
❶鍋に水・煮干し・昆布を入れて一晩浸してから火にかけ、沸騰直前に煮干し・昆布を取り出し、だし汁を作る。
❷にらを3cm長さに切り、たまねぎは皮をむいて薄切り、しめじは根元を切り落として小房に分け、溶き卵と合わせる。
❸①に減塩醤油を加えてひと煮立ちさせて火を止め、②を入れる。
❹③をもう一度弱火で加熱し、にらがしんなりしたら火を止める。

117 kcal　脂質 5.7g　塩分 0.8g

小池さん 4日目｜夕食

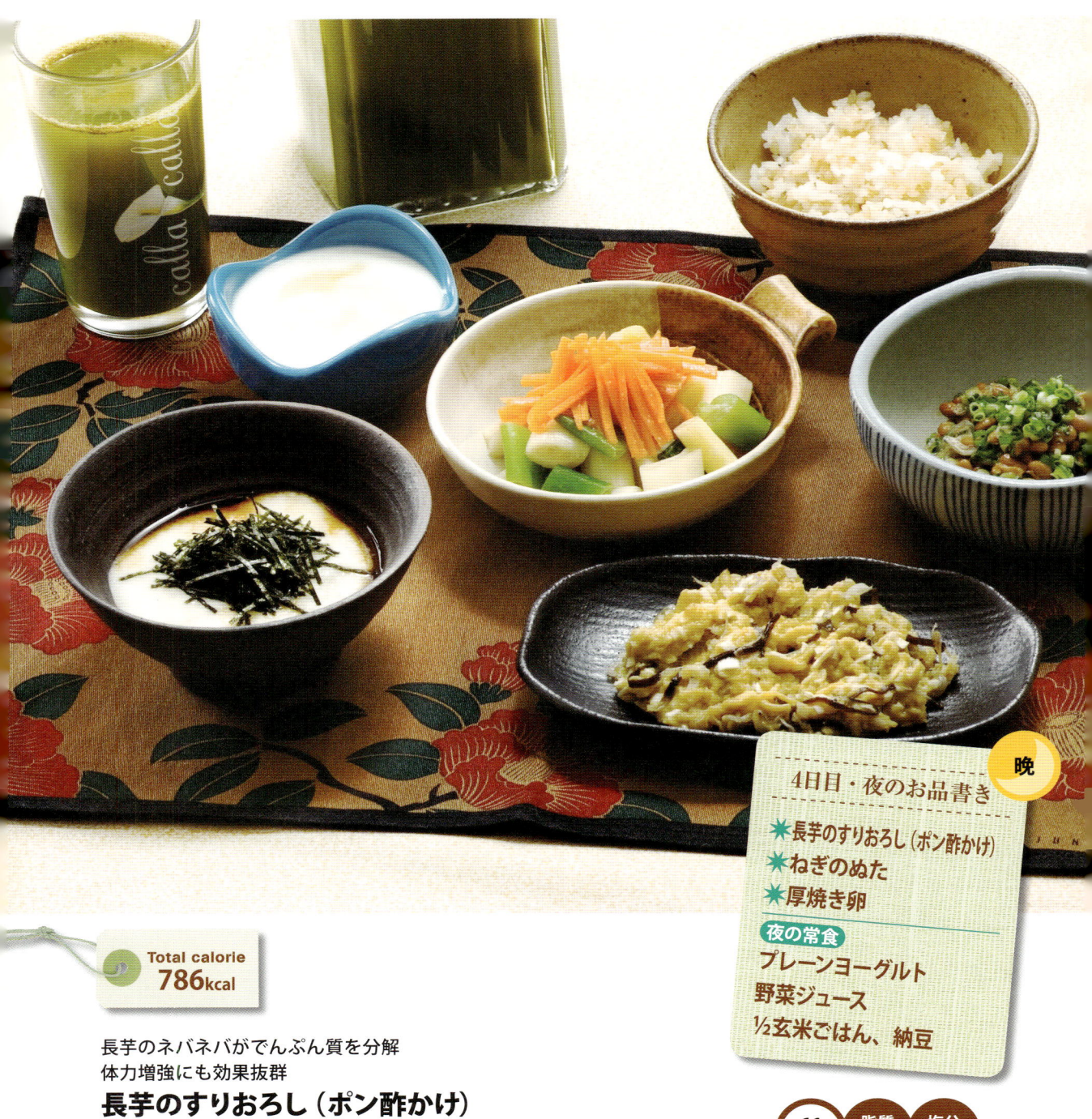

Total calorie 786kcal

4日目・夜のお品書き 🌙晩

* 長芋のすりおろし（ポン酢かけ）
* ねぎのぬた
* 厚焼き卵

夜の常食
プレーンヨーグルト
野菜ジュース
½玄米ごはん、納豆

長芋のネバネバがでんぷん質を分解
体力増強にも効果抜群

長芋のすりおろし（ポン酢かけ）

61kcal　脂質0.3g　塩分0.2g

材料（1人分）
長芋……………………100g
刻みのり………………2g
ポン酢……2.5g（小さじ½）

作り方
❶長芋は皮をむいてすりおろす。
❷①を器に盛り付け刻みのりを飾り、ポン酢をかける。

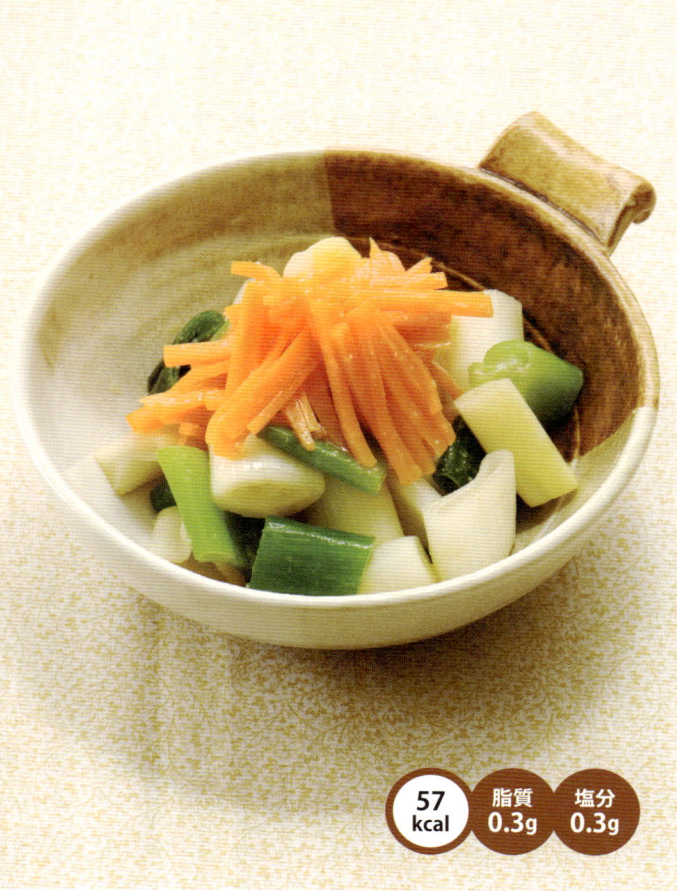

ねぎと酢のコンビは
体力回復や風邪予防にも最適
ねぎのぬた

材料（1人分）
長ねぎ…………100g（1本）
にんじん………30g（3cm）
低塩みそ…3g（小さじ½）
酢……………5g（小さじ1）
きび砂糖……3g（小さじ1）

作り方
❶長ねぎは5cm長さに切り、にんじんは皮をむいてせん切りにし、さっとゆでて水気を切る。
❷ボウルに低塩みそ・酢・きび砂糖を加えてよく混ぜる。
❸②に①を加えて和える。

57 kcal 脂質 0.3g 塩分 0.3g

不足しがちなカルシウムを
ちりめんじゃこで補う
厚焼き卵

材料（1人分）
卵…………………50g（1個）
長ねぎ……………30g（⅓本）
塩昆布……………………2g
ちりめんじゃこ…4g（大さじ½）
きび砂糖…………3g（小さじ1）
顆粒だし…………………1g
オリーブ油………1g（小さじ¼）

作り方
❶長ねぎはみじん切りにする。
❷ボウルに卵を溶きほぐし・①・塩昆布・ちりめんじゃこ・きび砂糖・顆粒だしを加えてよく混ぜる。
❸熱したフライパンにオリーブ油を加えて、②を流し、菜箸で全体を混ぜる。

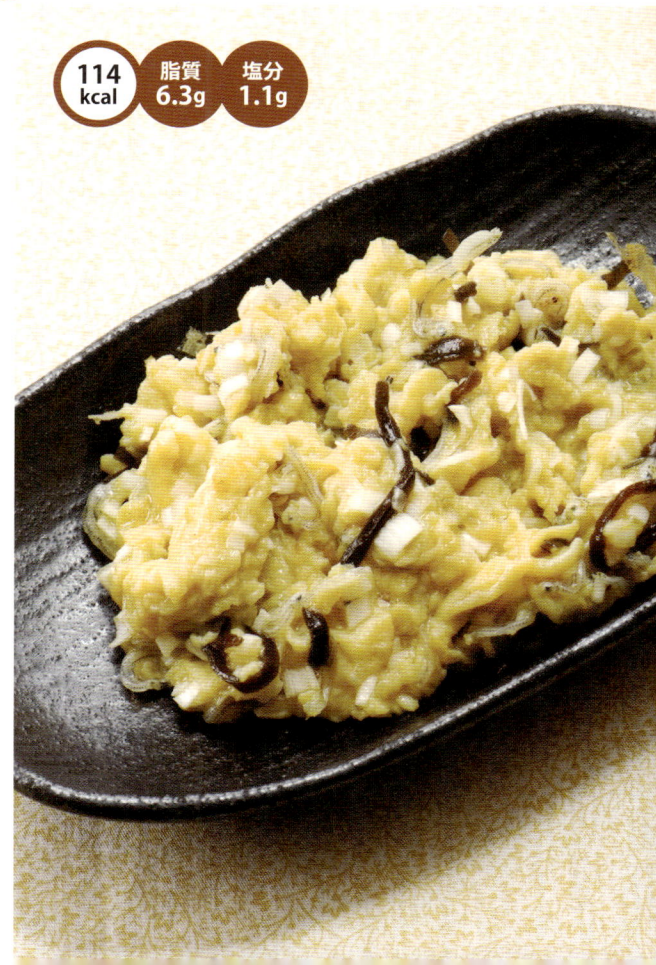

114 kcal 脂質 6.3g 塩分 1.1g

晩期がん　胃がん

実例レシピ ⑥

無職・64歳｜村田智俊さん

食事療法と抗がん剤の併用で広範囲に転移した「がん」が検査のたびに小さく

転移がんで手術不可能に

会社勤めのほかに、趣味でもある登山の情報誌の編集もしていた私は、深夜遅くまで働き詰めで、ストレスが多く、睡眠不足が続く生活を送っていました。

当時は、食事にも無関心で、野菜などは肉料理の付け合わせを食べる程度。会社での仕事が営業職だったため、不規則な時間帯での外食も多く、カツなどの揚げ物やカレー、牛丼など、早く食べられてお腹にたまるものばかり選んでいました。そして、夕食時には塩気の強いつまみを食べながら晩酌。タバコも1日30～40本とよく吸っていました。

体調に異変を感じはじめたのは、2008年の春ごろでした。71kgあった体重が1カ月ごとに1～2kgずつ減ってきて、大好きな山登りをしていても、今までは平気で登れた急坂がしんどくなってしまったのです。次第に食べ物がおいしく感じられなくなり、2009年の正月を迎えるころには、胃に違和感を覚え、いやな臭いのゲップが出るようになっていました。2月になって、比良の武奈ヶ岳ハイクへ出かけたのですが、途中から体調が悪くなり、引き返さなければなりませんでした。このときには、体重が57kgにまで激減していたのです。

その後すぐに病院で検査をしたところ、胃がんと診断。しかも、肝臓の10カ所以上に転移が認められたのです。がんが広がりすぎていたため、すでに手術は不可能な状態で、抗がん剤で縮小をはかることになりました。がんで死亡するという話はよく聞きますが、まさか自分がそうなるなんて考えもしませんでした。このときも、抗がん剤で治療すれば治るのかなぁと思っていたくらいです。

肝臓がん転移巣が縮小、胃もきれいに！

抗がん剤と食事療法により、改善

胃がん多発肝転移により、切除不能。食事療法と抗がん剤投与にて、顕著に改善。（画像提供：京都きづ川病院）

治療前　2009年4月21日　→　治療後　2009年12月29日

しかし、思っていたよりも事態は深刻だったようで、ショックを受けた妻が、がん治療に関する本を調べてくれました。そのなかにあった済陽先生の著書を読み、抗がん剤治療とともに食事療法に取り組むことに決めました。

それからは、私なりに8箇条を定め食事を改善。肉や赤身魚をやめ、塩分も控えました。玄米を中心にし、有機・無農薬の野菜や果物を多く摂り、リンゴとレモンを入れた搾りたてのニンジンジュースを1日に2〜3回飲むなどしています。

野菜や果物はインターネットで探した有機栽培を行う農家から、直接、段ボール箱単位で買っています。そうすると、有機・無農薬のものでも手ごろな価格で手に入れられるのです。また、食事がマンネリにならないよう、季節の食材を取り入れるようにしたり、減塩した分は出汁をしっかりとり、ショウガやミョウガなどで風味づけし、味気なさを補ったりしています。こうした食材の調達や調理は妻がいろいろ調べ、工夫してくれています。おかげで、最初はおいしくないと思っていた食事も、慣れるにつれておいしいと思えるようになり、ジュースも違和感なく飲めるようになりました。

抗がん剤治療と食事療法をはじめて1カ月くらいで、めきめき体調がよくなってきて、山登りもできるようになりました。2009年4月、8月、12月のCT検査では、肝臓がんがそのたびに縮小しているのが確認でき、胃カメラの検査でも胃がきれいになっていました。体重も63kgまで増え、維持しています。

会社を退職した今は、編集の仕事を午前中で済ませ、午後はのんびり雑務をする程度にしています。夜9時には就寝し、朝6時に起床。その甲斐あって、本格的な登山も楽しめるようになりました。

まだがんが完全に消えたわけではないので、これからも食事療法は続けていこうと思っています。そして、完治したとしても、再発を防ぐために続けていくつもりです。

村田さん・4日間の実例メニュー表

1日目

	献立名	カロリー(kcal)	塩分(g)
朝	有機ココア・青菜豆乳ジュース	16・164	0.0・0.0
	ヨーグルト・オーガニックコーヒー	89・8	0.1・0.0
	エビオス錠	7	0.0
	全粒紛パンのハニーフレンチトースト	259	0.8
昼	にんじんジュース・エビオス錠	104・7	0.0・0.0
	山芋たっぷりお好み焼き	300	1.0
	ほうれん草のポタージュスープ	84	0.1
	大豆の五目煮	71	0.8
晩	にんにく卵黄・エビオス錠	3・7	0.0・0.0
	白身魚の煮付	144	1.4
	わかめとねぎの白味噌汁	32	1.3
	根菜のきんぴら	87	0.3
	玄米小豆ごはん・ぽんかん	226・50	0.0・0.0
	合計	1658	5.8

2日目

	献立名	カロリー(kcal)	塩分(g)
朝	有機ココア・青菜豆乳ジュース	16・164	0.0・0.0
	ヨーグルト・オーガニックコーヒー	89・8	0.1・0.0
	エビオス錠	7	0.0
	スパニッシュオムレツ・にんじんマフィン	156・220	0.2・0.3
昼	にんじんジュース・エビオス錠	104・7	0.0・0.0
	薬味たっぷりそば	226	1.0
	ひじきの煮物	73	1.2
	冷奴	57	0.1
晩	にんにく卵黄・エビオス錠	3・7	0.0・0.0
	ゴーヤチャンプル	194	0.5
	菊菜のごま和え	16	0.3
	玄米雑穀ごはん	144	0.0
	わかめスープ・すいか	58・74	1.1・0.0
	合計	1623	4.8

3日目

	献立名	カロリー(kcal)	塩分(g)
朝	有機ココア・青菜豆乳ジュース	16・164	0.0・0.0
	ヨーグルト・オーガニックコーヒー	89・8	0.1・0.0
	エビオス錠	7	0.0
	ライ麦スイートパン	257	0.7
昼	にんじんジュース・エビオス錠	104・7	0.0・0.0
	ホタテ雑炊	173	1.0
	海藻サラダ	17	1.2
晩	にんにく卵黄・エビオス錠	3・7	0.0・0.0
	チャンチャン焼き	210	1.2
	かぼちゃスープ	146	0.1
	じゃがいもと根菜のサラダ	105	0.1
	新しょうがの玄米ごはん・いちご	181・45	0.1・0.0
	合計	1539	4.5

4日目

	献立名	カロリー(kcal)	塩分(g)
朝	有機ココア・青菜豆乳ジュース	16・164	0.0・0.0
	ヨーグルト・オーガニックコーヒー	89・8	0.1・0.0
	エビオス錠	7	0.0
	磯辺もち、きなこもち・芽かぶ茶	225・3	0.2・0.6
昼	にんじんジュース・エビオス錠	104・7	0.0・0.0
	玄米チャーハン	208	0.6
	わかめとごまスープ	15	1.0
	しらすトッピングの大根おろし	11	0.2
晩	にんにく卵黄・エビオス錠	3・7	0.0・0.0
	西京みそ漬け魚と野菜	274	2.0
	めかぶ汁・トマトのサラダ詰め	6・149	0.4・0.3
	うずら豆の甘煮	120	0.0
	玄米黒米ごはん・みかん	189・34	0.0・0.0
	合計	1639	5.4

※オレンジ太字は定番メニューです

済陽先生 Comment
三大療法と食事療法を組み合わせることによって、効果が顕著に表れたケースです。村田さんは、食事療法の基本を忠実に守っていたほか、趣味の山登りで適度な運動と日光浴をしています。これは、細胞の代謝を促進する働きがあるので有効ですね。また、しっかり睡眠時間を確保したことで、免疫力が高まったのでしょう。

村田さんの定番メニュー		
【朝】有機ココア	【朝】オーガニックコーヒー	【晩】にんにく卵黄
【朝】青菜豆乳ジュース	【朝】【昼】【晩】エビオス錠	
【朝】プレーンヨーグルト	【昼】にんじんジュース	

にんじんジュース

朝 昼 晩　エビオス錠

材料（1人分）
エビオス錠……5〜10錠

昼　にんじんジュース

材料・作り方（1人分）
❶にんじん（中3本）はよく洗ってヘタを除き、4等分に切る。
❷りんご（中1個）は4等分にしてヘタと芯を除き、レモン（中1個）は半分に切って絞る。
❸①・②をジューサーにかけ、グラスに注ぐ。

晩　にんにく卵黄

材料（1人分）
にんにく卵黄……1錠

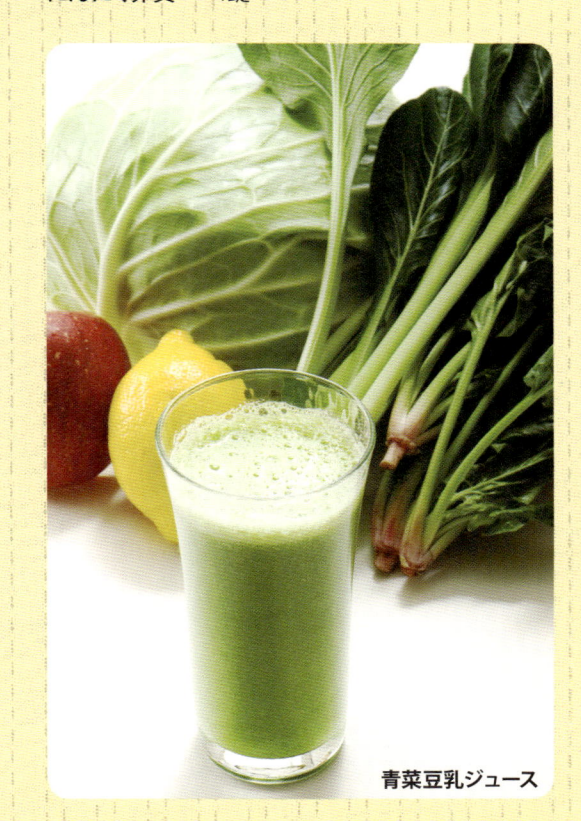

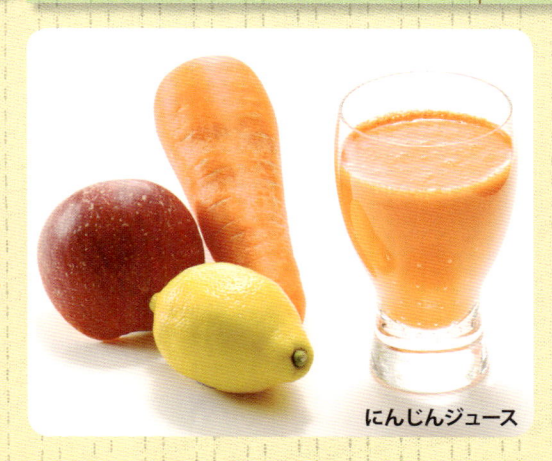

朝　有機ココア

材料・作り方（1人分）
❶カップ（1カップ）に有機ココア（小さじ1）と有機黒砂糖（小さじ1）を入れる。
❷①に湯を注いでよく混ぜる。

朝　青菜豆乳ジュース

材料・作り方（1人分）
❶小松菜（25g）・ほうれん草（20g）・キャベツ（1枚）はよく洗って根を除き、5cm長さに切る。
❷りんご（中1個）は4等分にしてヘタと芯を除き、レモン（中1個）は半分に切って絞る。
❸①・②・豆乳（80㎖）・はちみつ（大さじ1）をジューサーにかけ、グラスに注ぐ。

朝　プレーンヨーグルト

材料（1人分）
MEIJI　プロビオヨーグルトLG21…1個

朝　オーガニックコーヒー

材料・作り方（1人分）
❶ドリッパーにペーパーフィルターをセットし、オーガニックコーヒー（10g）を入れて平らにならす。
❷90℃の湯（200㎖）を3回に分けて注ぐ。

青菜豆乳ジュース

村田さん 1日目｜昼食

1日目・昼のお品書き
- 山芋たっぷりお好み焼き
- ほうれん草のポタージュスープ
- 大豆の五目煮

昼の常食
にんじんジュース
エビオス錠

Total calorie **566kcal**

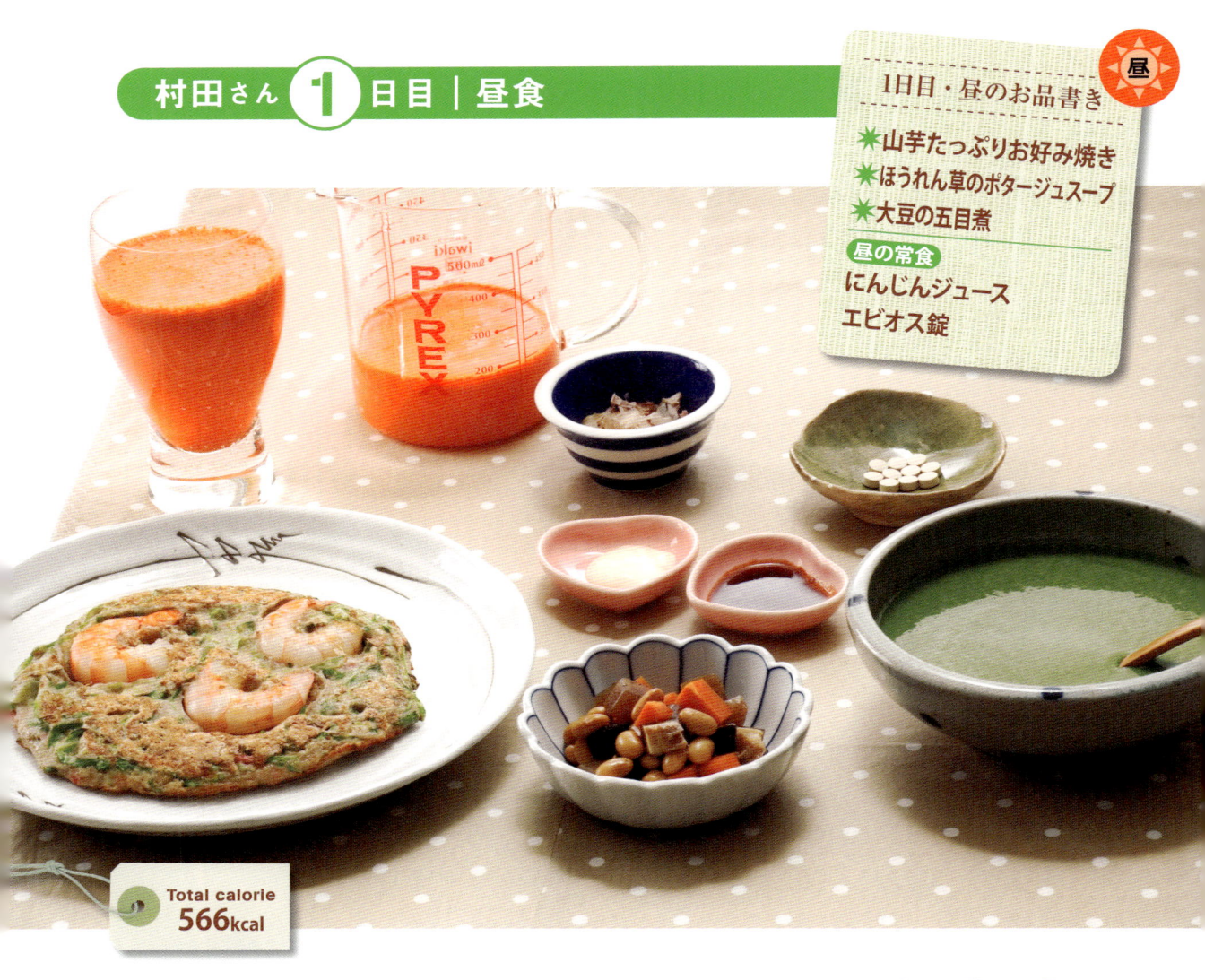

山芋でふっくら、食べごたえ十分
活性酸素を抑えてがんも予防

山芋たっぷりお好み焼き

300kcal ／ 脂質 8.1g ／ 塩分 1.0g

材料（1人分）
- 全粒薄力粉 …………… 40g
- 山芋 ………………… 70g
- キャベツ ……… 60g（1枚）
- 万能ねぎ ……………… 1g
- 紅しょうが …………… 4g
- 卵 …………… 25g（½個）
- エビ ………… 30g（3尾）
- 自家製だし …… 65mℓ（⅓カップ）
- オリーブ油 ……… 1g（小さじ¼）
- マヨネーズ …… 4g（小さじ1）
- ウスターソース ‥3g（小さじ½）
- 青のり ……………… 少々
- かつお節 ……………… 1g

作り方
1. ボウルに自家製だしを入れ、全粒薄力粉・すりおろした山芋を入れてよく混ぜ30分ねかせる。
2. キャベツはせん切り、青ねぎは3cm長さに切り、紅しょうがはみじん切りにする。
3. ①に②を入れ、卵を割り入れてスプーンで混ぜる。
4. 熱したフライパンにオリーブ油を入れ、③を平らにのばしてエビを並べ、中火で両面ふっくらするまで焼く。
5. ④を器に盛りマヨネーズ・ウスターソースを塗り、青のり・かつお節をかける。

●**自家製だし**
材料・作り方（1人分）
水で戻した干ししいたけ（2枚）と昆布（10cm角1枚）、かつお節（15g）、水（2½カップ）を鍋に入れ、火にかけてだしをとる。冷蔵庫で3～4日保存可能。

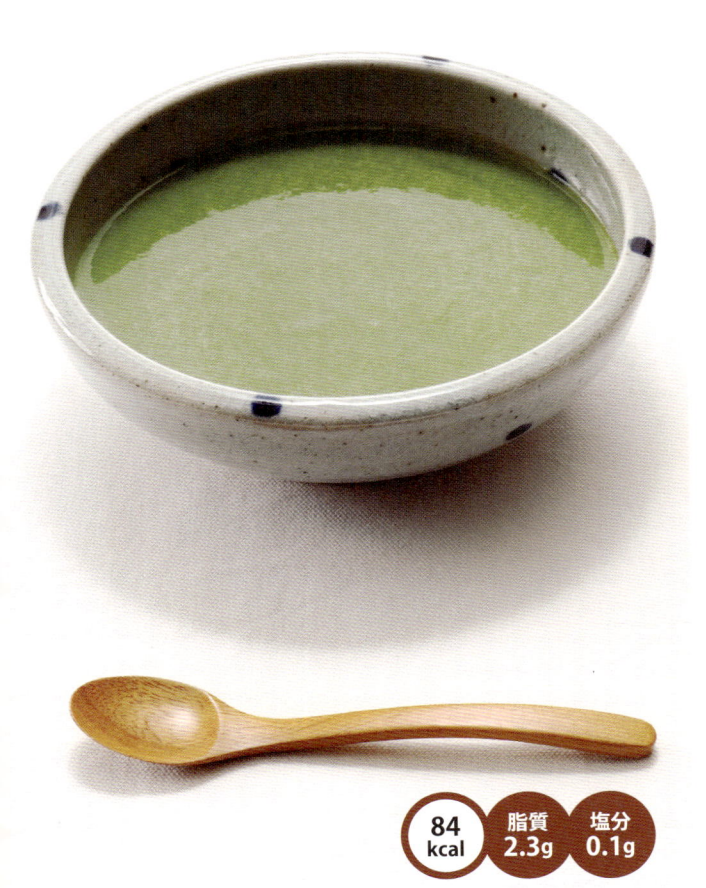

β-カロテンやビタミンCなど
抗がんに効く栄養がたっぷり
ほうれん草のポタージュスープ

材料（1人分）
- ほうれん草……………50g
- たまねぎ………20g（⅛個）
- じゃがいも……………25g
- 水………100mℓ（½カップ）
- ローリエ……………0.1g（1枚）
- 豆乳………100mℓ（½カップ）
- 自家製減塩洋風調味料…少々

●自家製減塩洋風調味料
材料・作り方（1人分）
減塩塩（適量）と乾燥ローズマリー（適量）、粉末しいたけ（適量）を混ぜ合わせる。常備しておくと便利。

作り方
1. ほうれん草は根元を除き3cm長さに切り、たまねぎは皮をむいてくし型に切り、じゃがいもは皮をむいて芽を除いて4等分に切って水にさらす。
2. 鍋に①・ローリエ・水を入れ、柔らかくなるまで中火で煮る。
3. ②からローリエを取り出してミキサーにかけ、鍋に戻す。
4. 豆乳を加えて沸騰させないように温め、自家製減塩洋風調味料で味をととのえる。

84 kcal / 脂質 2.3g / 塩分 0.1g

大豆イソフラボンでがんを抑える
良質なたんぱく質の補給にも
大豆の五目煮

材料（1人分）
- にんじん…………………10g
- こんにゃく………………25g
- しいたけ……………10g（1枚）
- 大豆（水煮）………………30g
- 自家製だし…100mℓ（½カップ）
- 三温糖……………3g（小さじ1）
- 酒……………2.5g（小さじ½）
- 減塩醤油………6g（小さじ1）

作り方
1. にんじんは皮をむき、こんにゃく・しいたけと共に角切りにする。
2. 鍋に①・自家製だし・三温糖・酒・減塩醤油を入れ、弱火で煮汁がなくなるまで煮る。

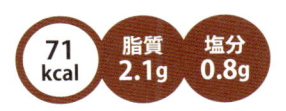

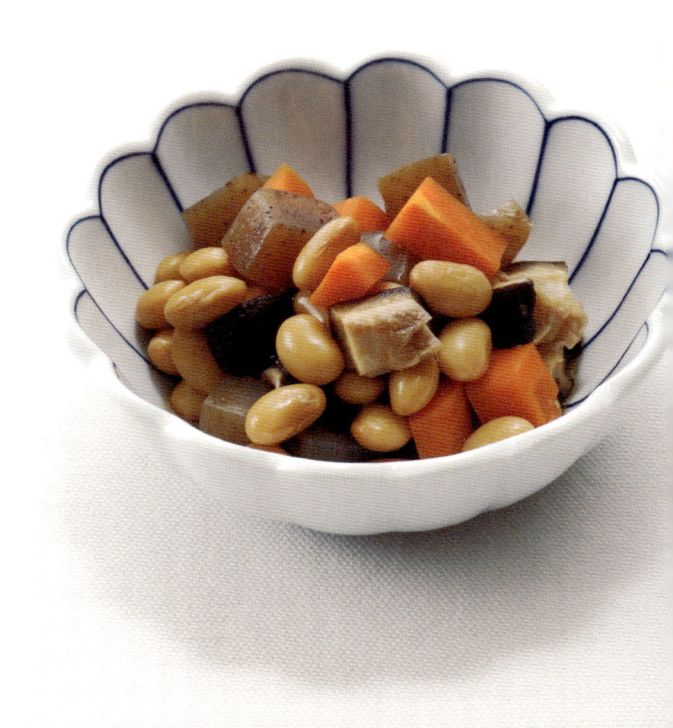

71 kcal / 脂質 2.1g / 塩分 0.8g

村田さん ❷日目｜朝食

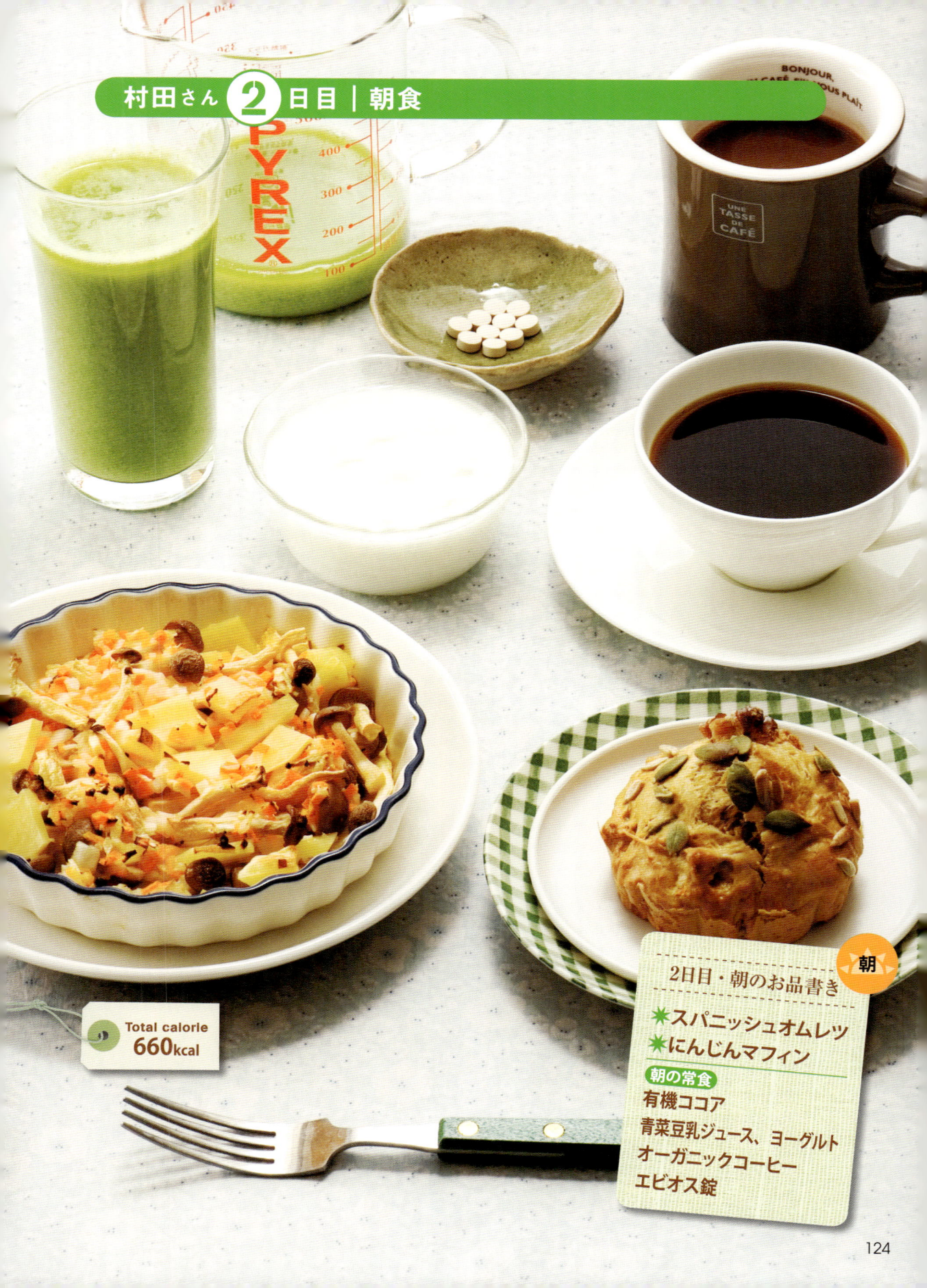

Total calorie 660 kcal

2日目・朝のお品書き

* スパニッシュオムレツ
* にんじんマフィン

朝の常食
有機ココア
青菜豆乳ジュース、ヨーグルト
オーガニックコーヒー
エビオス錠

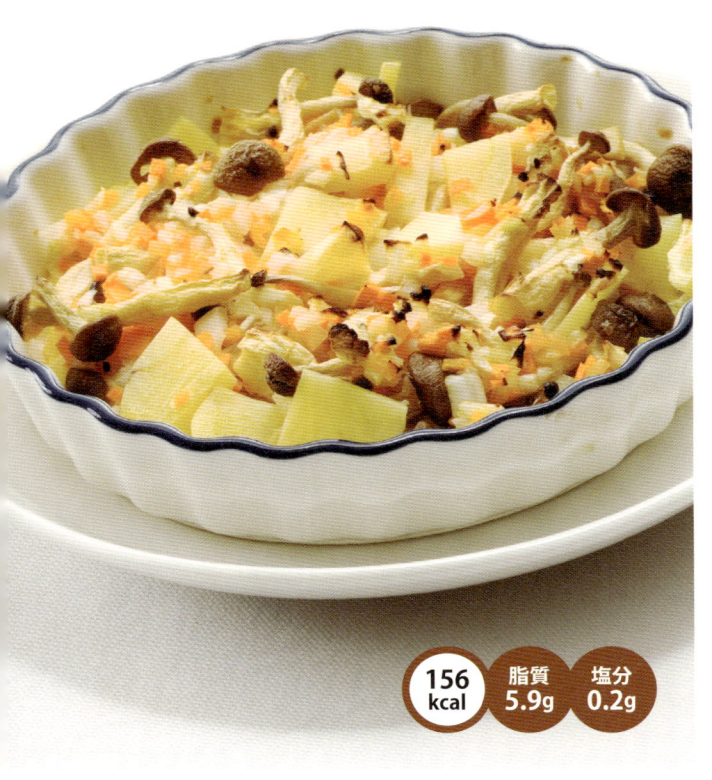

じゃがいもはビタミンCたっぷり
余分な塩分も排出してくれる
スパニッシュオムレツ

材料（1人分）
じゃがいも……………………75g
たまねぎ……………40g（¼個）
にんじん……………30g（3cm）
しめじ………………60g（½パック）
卵……………………50g（1個）
自家製減塩洋風調味料……適量
オリーブ油…………1g（小さじ¼）

作り方
❶じゃがいもは皮をむき、5mm厚さのいちょう切りにして水にさらす。
❷たまねぎ・にんじんはみじん切りにし、しめじは小房にわける。
❸卵をボウルに入れて割りほぐし、①・②・自家製減塩洋風調味料を加えてよく混ぜる。
❹器にオリーブ油をぬり、③を流し入れる。
❺オーブンで野菜に火が通るまで焼く。

156 kcal 脂質 **5.9g** 塩分 **0.2g**

食物繊維が豊富な搾りかすで
がんのリスクを遠ざける
にんじんマフィン

220 kcal 脂質 **8.8g** 塩分 **0.3g**

材料（9個分）
薄力粉………………………260g
ベーキングパウダー………10g
シナモン………1.5g（小さじ½）
卵………………………150g（3個）
オリーブ油…50g（大さじ4強）
黒砂糖………50g（大さじ5½）
にんじんの搾りかす……100g
ひまわり種………………少々
かぼちゃ種………………少々
クルミ……………………少々
カシューナッツ…………30g

作り方
❶薄力粉・ベーキングパウダー・シナモンは合わせてふるい、オーブンは180℃に予熱する。
❷ホームベーカリーに卵・オリーブ油・黒砂糖を入れて混ぜる。
❸全体が混ざったら、①・にんじんジュースの搾りかす・レーズン・ひまわりの種・かぼちゃの種・クルミ・カシューナッツの順に入れ、混ぜる。
❹全体が混ざったらマフィン型に入れて、180度のオーブンで30分焼く。

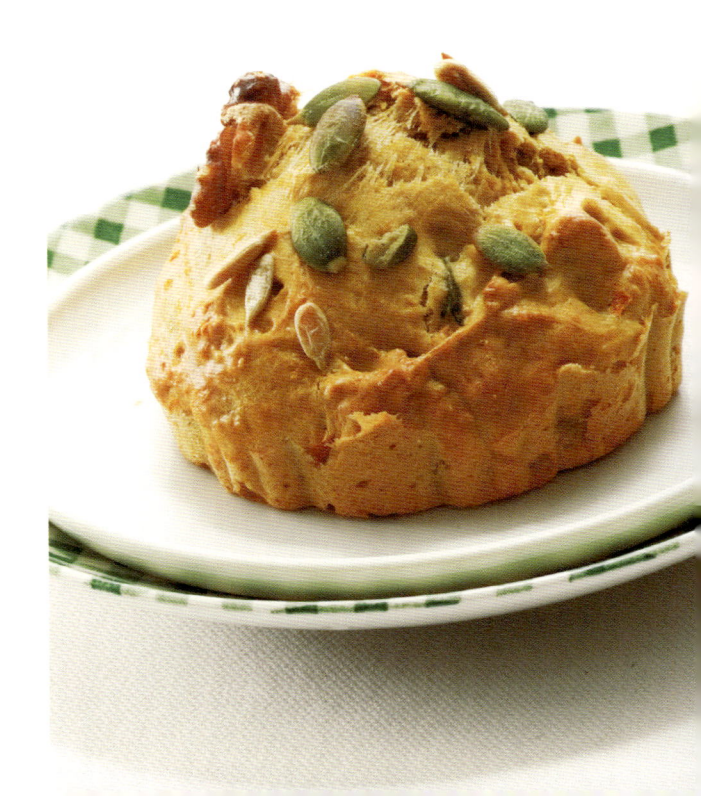

村田さん 3日目｜夕食

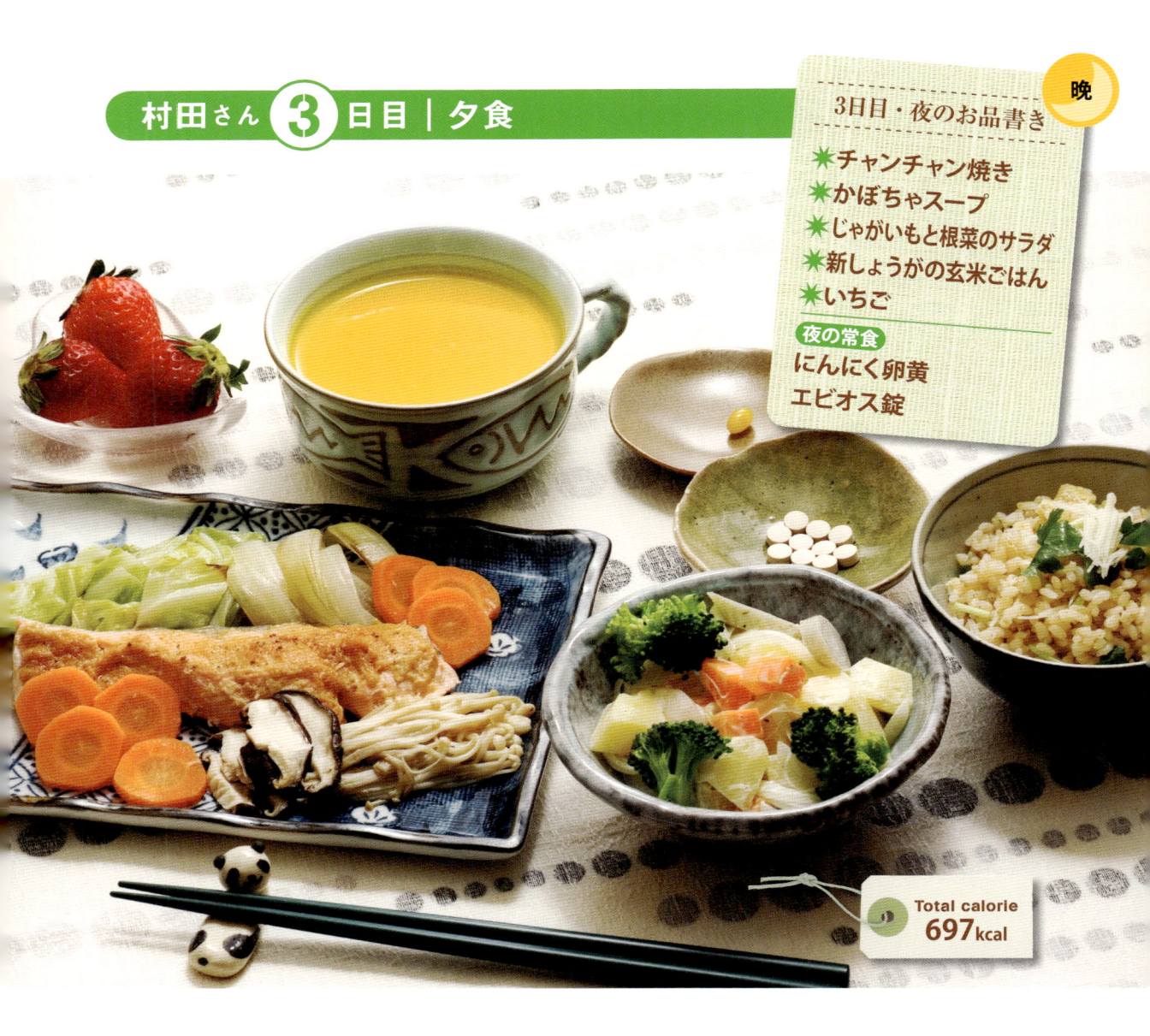

3日目・夜のお品書き
* チャンチャン焼き
* かぼちゃスープ
* じゃがいもと根菜のサラダ
* 新しょうがの玄米ごはん
* いちご

夜の常食
にんにく卵黄
エビオス錠

Total calorie 697kcal

鮭のアスタキサンチンで免疫力アップ
抗がん野菜と組み合わせて

チャンチャン焼き

210kcal　脂質8.1g　塩分1.2g

材料（1人分）
- 鮭……………80g（1切れ）
- キャベツ………60g（1枚）
- たまねぎ………40g（¼個）
- えのき茸………25g（¼株）
- しいたけ………10g（½個）
- にんじん………30g（3cm）
- オリーブ油……4g（小さじ1）
- 低塩白みそ……9g（大さじ½）
- 自家製和風減塩調味料……適量

●自家製和風減塩調味料
材料・作り方（1人分）
しいたけ（½枚）と昆布（2cm角1枚）をフードプロセッサーで砕き、¼量の減塩塩を混ぜ合わせる。常備しておくと便利。

作り方
❶キャベツは3cm角に切り、たまねぎはくし切り、えのき茸は根元を除き、しいたけは石づきをとって細切り、にんじんは皮をむいて5mm厚さの輪切りにする。
❷ホットプレートを温めてオリーブ油をしき、①を広げた上に鮭をのせ、低塩白みそ、自家製和風減塩調味料をかけ、ふたをして蒸し焼きにする。

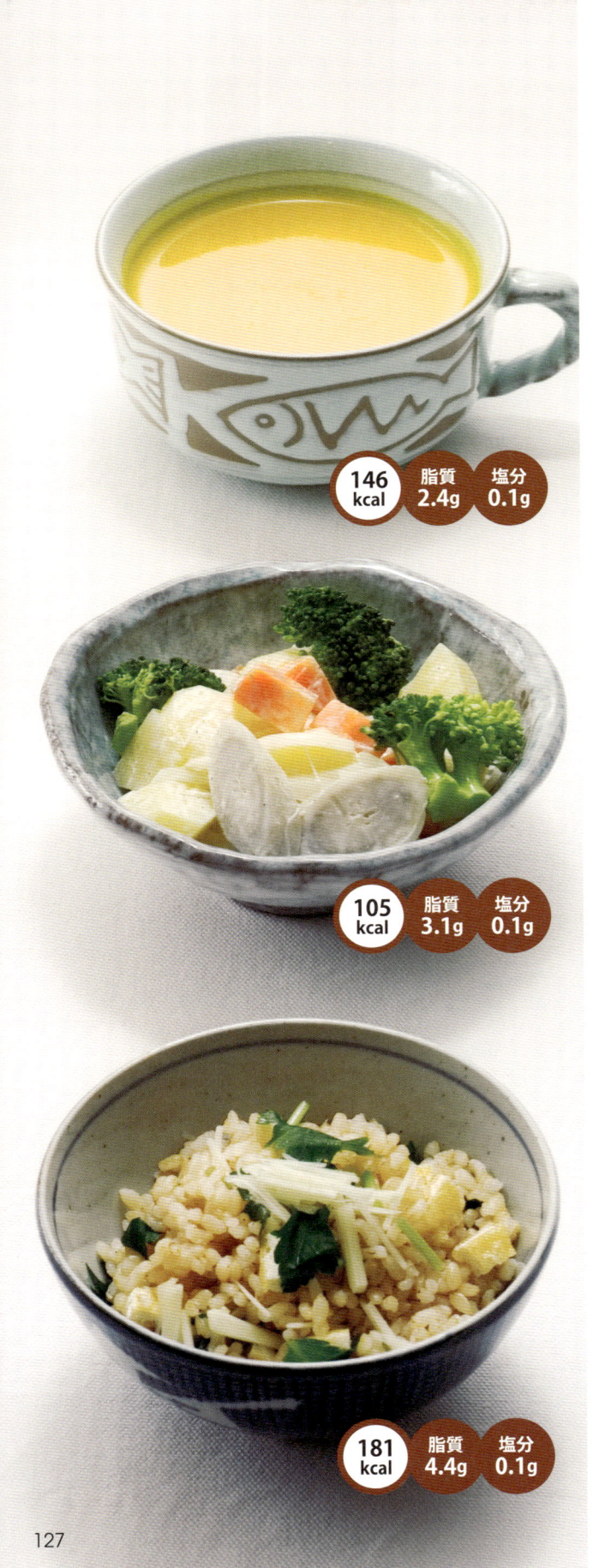

抗酸化力の強いβ-カロテンと
塩分を排出するカリウムの補給に
かぼちゃスープ

材料（1人分）
かぼちゃ……………100g　ローリエ……………0.1g（1枚）
たまねぎ……20g（1/8個）　豆乳………100mℓ（1/2カップ）
水………100mℓ（1/2カップ）　自家製減塩洋風調味料…少々

作り方
❶かぼちゃは種とわたを除き、たまねぎはくし切りにする。
❷鍋に①とローリエと水を入れ、柔らかくなるまで中火で煮る。
❸ローリエを除いて②をミキサーにかけ、鍋に戻す。
❹③に豆乳を加え、沸騰させないように温め、自家製減塩洋風調味料で調味する。

146 kcal　脂質 2.4g　塩分 0.1g

根菜とじゃがいもの組み合わせで
免疫力を高めて、がんを予防
じゃがいもと根菜のサラダ

材料（1人分）
じゃがいも……………50g　ごぼう……………20g（1/10本）
にんじん………20g（1/5本）　マヨネーズ……4g（小さじ1）
たまねぎ………40g（1/4個）　こしょう………………適量

作り方
❶じゃがいもは皮をむいて芽をとり、2cm角に切って水にさらす。
❷にんじんは皮をむき、1cm角に切る。
❸たまねぎは皮をむいてスライス、ごぼうは皮をむいて1cm厚さの斜め切りにする。
❹鍋に①・②・③・かぶるくらいの水（分量外）を入れ、中火で柔らかくなるまでゆでる。
❺柔らかくなったら強火にして水気をとばし、冷めてからマヨネーズ・こしょうで和える。

105 kcal　脂質 3.1g　塩分 0.1g

しょうがの抗炎症作用で発がんを防止
血圧を下げる効果も発揮
新しょうがの玄米ごはん

材料（1人分）
玄米………………40g　油揚げ…………10g（1/3枚）
みつば………………適量　水…………………60mℓ
新しょうが………………3g　昆布……………2g（3cm角）

作り方
❶玄米を洗う。
❷新しょうがはせん切り、油揚げは熱湯をかけて油抜きをして5mm角に切る。みつばは1cm長さに切る。
❸炊飯器に①・②・水・昆布を加えて炊く。
❹炊きあがったら全体を混ぜて器に盛り付け、③を飾る。

181 kcal　脂質 4.4g　塩分 0.1g

村田さん 4日目｜夕食

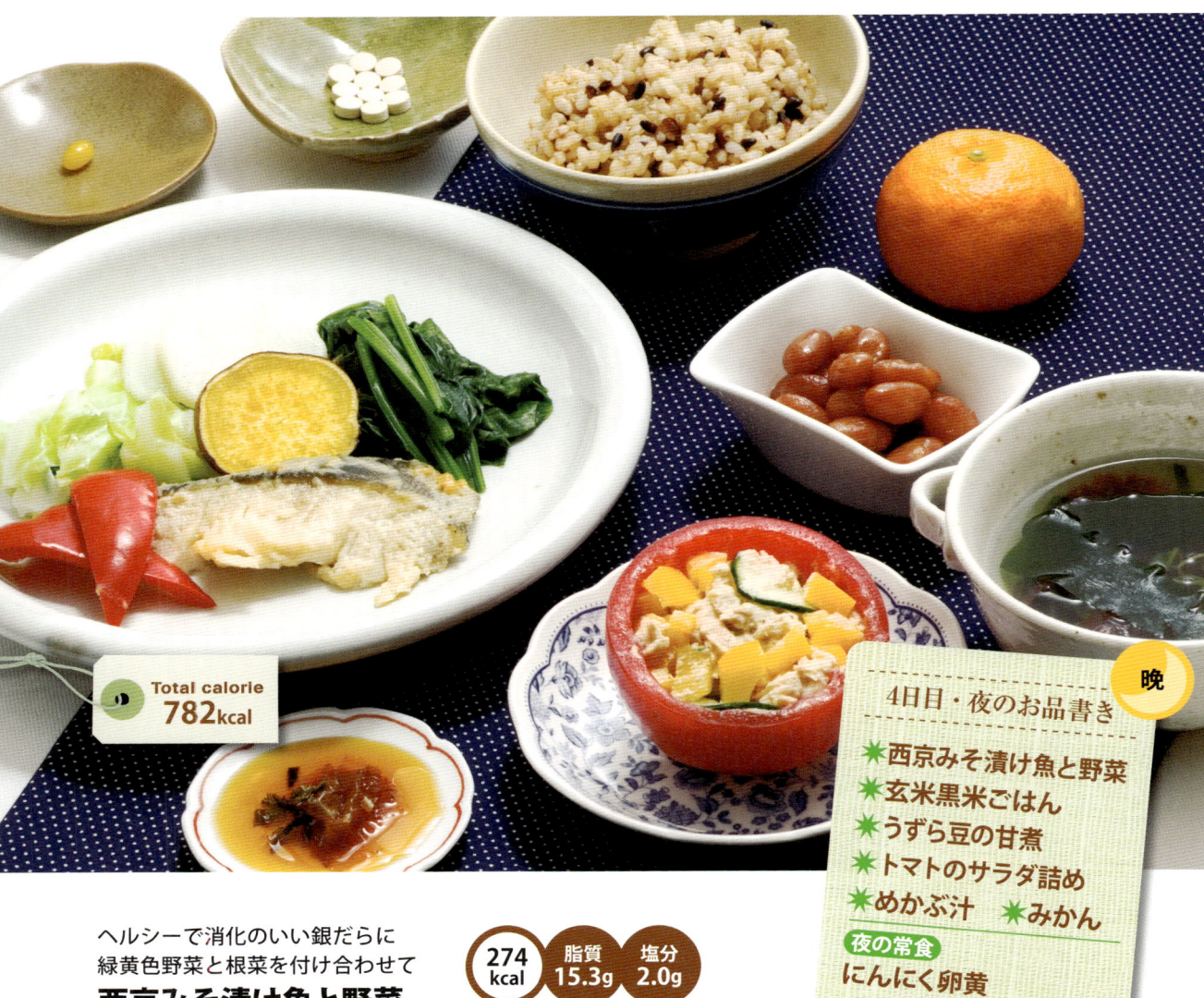

Total calorie 782kcal

4日目・夜のお品書き 🌙晩

* 西京みそ漬け魚と野菜
* 玄米黒米ごはん
* うずら豆の甘煮
* トマトのサラダ詰め
* めかぶ汁　* みかん

夜の常食
にんにく卵黄
エビオス錠

ヘルシーで消化のいい銀だらに
緑黄色野菜と根菜を付け合わせて

西京みそ漬け魚と野菜

274kcal ／ 脂質 15.3g ／ 塩分 2.0g

材料（1人分）
- 銀だら………30g（1切れ）
- ほうれん草……20g（1束）
- キャベツ……20g（⅓枚）
- 大根………………10g
- さつまいも…10g（¹⁄₁₀本）
- 山芋………………10g
- 赤パプリカ………………10g
- 低塩白みそ………18g（大さじ1）
- みりん……………6g（小さじ1）
- 酒…………………5g（小さじ1）
- 自家製ドレッシング…5g（小さじ1）

●自家製ドレッシング
材料・作り方（1人分）
柚子果汁（小さじ½）と減塩醤油（小さじ⅙）、みりん（小さじ⅙）、かつお節（少々）、昆布（少々）を漬け込む。

作り方
① 低塩白みそをみりん・酒でゆるめ、銀だらを半日漬け込む。
② ほうれん草・キャベツは5cm大に切り、大根・さつまいも・山芋は5mm厚さの輪切り、赤パプリカは大きめに切る。
③ 蒸気のあがった蒸し器に大根・さつまいも・山芋・キャベツ・ほうれん草・赤パプリカ・①を並べて蒸す。
④ 器に③を盛り付け、野菜に自家製ドレッシングをかける。

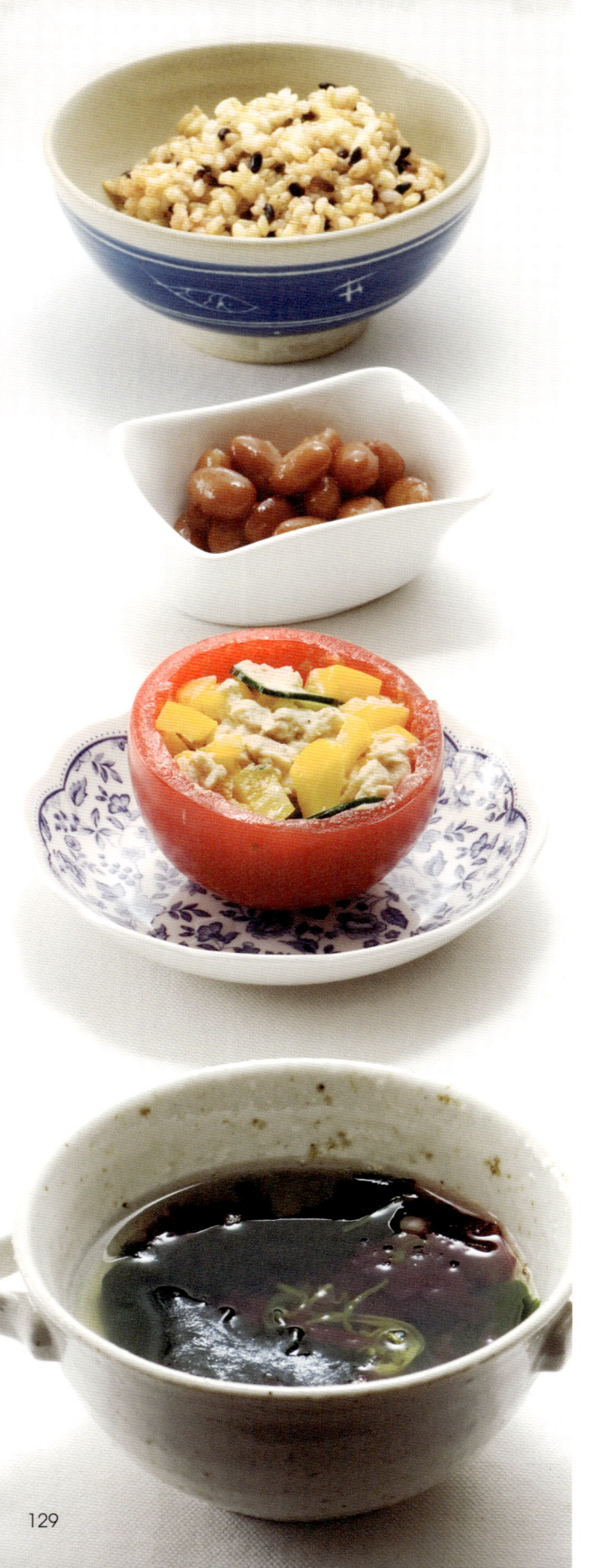

アントシアニンを含んだ黒米を加えて
玄米の栄養をパワーアップ
玄米黒米ごはん

189 kcal ・ 脂質 1.4g ・ 塩分 0.0g

材料・作り方（1人分）
❶玄米（1/3カップ）を洗う。
❷炊飯器に①・黒米（1g）・水（75㎖）を加えて炊く。

カルシウムとたんぱく質の補給に最適
食物繊維が豊富で大腸がんの予防にも
うずら豆の甘煮

120 kcal ・ 脂質 0.6g ・ 塩分 0.0g

材料（1人分）
うずら豆……………25g　みりん…………2g（小さじ1）
粉黒砂糖……9g（大さじ1）

作り方
❶うずら豆を3倍量の水に6時間浸ける。
❷圧力鍋に水を切った①とひたひたの水を入れ、10分加熱する。
❸粉黒砂糖・みりんを加え、5分加熱する。

トマトとパプリカで抗酸化作用を高め
きゅうりで余分な塩分を排除
トマトのサラダ詰め

149 kcal ・ 脂質 11.2g ・ 塩分 0.3g

材料（1人分）
トマト…………130g（1個）　レモン汁………………適量
きゅうり……20g（1/4本）　オリーブ油……2g（小さじ1/2）
黄パプリカ……25g（1/4個）　こしょう………………適量
ツナ缶…………………20g　マヨネーズ……4g（小さじ1）

作り方
❶トマトはヘタを除いて中身をくり抜く。
❷輪切りにしたきゅうり・ツナ缶・レモン汁・オリーブ油・こしょう・マヨネーズを混ぜ合わせる。
❸②を①に詰める。

免疫力を高めて
がんの増殖を抑える
めかぶ汁

6 kcal ・ 脂質 0.0g ・ 塩分 0.4g

材料（1人分）
わかめ（乾燥）…………1g　海藻ミックス………………1g
めかぶ………………1g　自家製だし…150㎖（3/4カップ）

作り方
❶器にわかめ・めかぶ・海藻ミックスを入れ、温めた自家製だしを注ぎ、よく混ぜる。

晩期がん　前立腺がん

実例レシピ ⑦

不動産業・66歳　岡田元信さん

100もあったPSA値が食事療法とホルモン剤の併用で見事正常化、リンパ節転移も縮小

肉好き、野菜嫌いでメタボに

農家に生まれた私でしたが、こどものころから野菜が嫌いで、肉が好き。家で野菜は何でもつくっていたというのに、肉ばかり食べていました。母親が近所の人に「野菜を食べない子で困っている」と話していたのをがんになってから思い出しました。

大人になってからも肉好きは変わりませんでした。45年前から狩猟をやっていることもあり、イノシシやシカなどの肉が大好きで、ウナギや甘いものも好んで大量に食べていました。ときには1日に6食ということもあったほどです。さらに、酒は1日2～3合飲み、タバコも1日で3～4箱を吸っていました。

そんな食生活が祟って、メタボだと言われてしまったので、散歩をするようになりました。散歩の効果か体重が減りはじめてきたのですが、同時に体調も悪くなってきたのです。

そのころテレビで前立腺がんのPSA検査を知り、近くの総合病院で検査をしてみることにしました。すると、正常値は5以下とされるPSA値が、私は100もあり、限りなくがんではないかとの診断が下されたのです。早急に精密検査をするよう勧められましたが、気が動転してしまって検査ができないほどでした。その後、大学病院で精密検査をした結果、やはりがんだと判明しました。

そのことを知った長男夫婦が済陽先生の著書を買ってきてくれました。そして、栄養士をしている長男の嫁が食事療法の話をしてくれたのです。それを聞き、妻が協力してくれるというので、さっそく食事療法をはじめることにしました。2009年6月末ごろのことです。

130

PSA値が正常に戻った！

ホルモン剤と食事療法により、改善

検診にて、PSA高値。画像診断、および精密検査にて、前立腺腫瘍マーカーの高値を指摘。ホルモン剤投与と食事療法にて、改善。

（グラフ：数値名 縦軸0～120、横軸 6月～10月。6月約100、7月約80で「食事療法＋ホルモン剤治療開始」、8月以降ほぼ0近くまで低下）

7月には、済陽先生の指導のもと、本格的な食事療法がはじまりました。肉中心の食事から、野菜中心の食事に変え、酒、タバコはもちろん、好きだった四足歩行動物の肉も一切やめました。

動物性たんぱく質は、アジやサバ、イワシなどを晩ごはんのおかずとして少量食べる程度です。野菜は大量に摂取するため、1日約2ℓの生野菜ジュースを5回に分けて毎日飲んでいます。油はオリーブ油とゴマ油を使い、調味料には、減塩醤油と黒酢を1：1で混ぜた減塩つゆをつくり使っています。

ほかに、豆類もよく食べています。黒豆やうずら豆などを、合鴨農法の無農薬玄米と一緒に炊き込んで食べることが多いです。間食には、黒砂糖を入れて煮た小豆や草もちなどを妻がつくってくれます。しかし、砂糖の摂り過ぎもよくないので、なるべくリンゴや蒸したサツマイモなど、そのままで甘みのあるものを食べるようにしています。

食事療法と平行して、大学病院でのホルモン剤治療がはじまると、約20日後にはPSA値が5に下がり、2カ月後になると0・07まで下がり安定しました。当初のCT検査では、リンパ節が2cmくらいになっており、転移しているとの診断だったのですが、その後の検査では1cm以下に縮小していて、心配がなくなりました。この結果を見て、大学病院の先生もびっくりしていました。ホルモン剤と食事療法の併用のおかげで、早く改善したのかもしれません。

無農薬野菜は自分の家でつくる旬のものがありますし、がんによいと聞いた原木シイタケなども自家栽培しています。水は井戸水が使えますし、食事療法を行うには恵まれた環境だったと思います。

最初は、塩も砂糖も使わない食事が味気なく、おいしくないと妻に文句を言ったものでしたが、今は慣れ、夫婦ふたりで食事療法を続けています。私と同じ食事をしていた妻も血圧が下がったと喜んでいます。

岡田さん・4日間の実例メニュー表

1日目

	献立名	カロリー(kcal)	塩分(g)
朝	野菜サンドウィッチ	177	0.7
	フルーツジュース	108	0.0
	納豆	94	0.2
	たっぷり野菜のサラダ	77	0.3
昼	とろろそば	288	0.5
	生野菜ジュース	40	0.0
晩	玄米ごはん	176	0.0
	生野菜ジュース	40	0.0
	プレーンヨーグルト	309	0.3
	自家製アロエジュース	21	0.0
	カキのみぞれ鍋	124	1.4
	わかめとねぎの味噌汁	49	1.2
	合計	1503	4.6

2日目

	献立名	カロリー(kcal)	塩分(g)
朝	野菜サンドウィッチ	177	0.7
	フルーツジュース	108	0.0
	納豆	94	0.2
	たっぷり野菜のサラダ	77	0.3
昼	とろろそば	288	0.5
	生野菜ジュース	40	0.0
晩	玄米ごはん	176	0.0
	生野菜ジュース	40	0.0
	プレーンヨーグルト	309	0.3
	自家製アロエジュース	21	0.0
	鮭のホイル焼き	144	0.2
	大根のスープ	51	0.3
	合計	1525	2.5

3日目

	献立名	カロリー(kcal)	塩分(g)
朝	野菜サンドウィッチ	177	0.7
	フルーツジュース	108	0.0
	納豆	94	0.2
	たっぷり野菜のサラダ	77	0.3
昼	とろろそば	288	0.5
	生野菜ジュース	40	0.0
晩	玄米ごはん	176	0.0
	生野菜ジュース	40	0.0
	プレーンヨーグルト	309	0.3
	自家製アロエジュース	21	0.0
	里芋の煮物	170	0.6
	ヤーコンのきんぴら	78	0.6
	合計	1578	3.2

4日目

	献立名	カロリー(kcal)	塩分(g)
朝	野菜サンドウィッチ	177	0.7
	フルーツジュース	108	0.0
	納豆	94	0.2
	たっぷり野菜のサラダ	77	0.3
昼	とろろそば	288	0.5
	生野菜ジュース	40	0.0
晩	玄米ごはん	176	0.0
	生野菜ジュース	40	0.0
	プレーンヨーグルト	309	0.3
	自家製アロエジュース	21	0.0
	エビとホタテのとろり煮	109	0.9
	ピーマンとトマトの炒め	87	0.0
	合計	1526	2.9

※オレンジ太字は定番メニューです

済陽先生 Comment

岡田さんは、がんだと判明した時点で、ご自分で食事療法をはじめていました。その後、私のところへ来て、PET検査を行い、大学病院のホルモン剤治療と併せて、本格的な食事療法を開始したところ、半年弱でPSA値が正常化しました。また、リンパ節への転移も半分に縮小されています。これは、1日2ℓの無農薬野菜の大量ジュースが功を奏した結果と考えられます。ジュースによって、体質改善がしっかりとでき、体の免疫機能が高まったのだと考えられます。

岡田さんの定番メニュー

【朝】野菜サンドウィッチ	【朝】たっぷり野菜のサラダ	【晩】玄米ごはん
【朝】フルーツジュース	【昼】とろろそば	【晩】プレーンヨーグルト
【朝】納豆	【昼】【晩】生野菜ジュース	【晩】自家製アロエジュース

【朝】野菜サンドウィッチ

材料・作り方（1人分）
1. 全粒粉パン（6枚切り1枚）はトースターで両面焼く。
2. トマト（½個）はヘタをとり1cm厚さにスライスし、きゅうり（½本）は1cm厚さの輪切りにする。
3. ブロッコリー（⅙株）は子房に分けてゆでる。
4. ①を横半分に切り、②・③をはさむ。

【朝】フルーツジュース

材料・作り方（1人分）
1. りんご（1個）はよく洗って4等分し、ヘタと芯を除く。
2. グレープフルーツ（1個）・レモン（1個）は皮をむき、2～4等分に切る。
3. ①・②をジューサーにかけ、グラスに注ぐ。

【朝】納豆

材料・作り方（1人分）
1. 万能ねぎ（1本）は小口切りにする。
2. 納豆（1パック）に①・減塩醤油（小さじ⅓）を加えてよくかき混ぜる。

【朝】たっぷり野菜のサラダ

材料・作り方（1人分）
1. ほうれんそう（30g）・小松菜（40g）は3cm長さに切り、ブロッコリー（⅙株）は小房に分けそれぞれゆでて冷水にとり水気をきる。
2. きゅうり（⅓本）は5mm厚さの斜め切り、たまねぎ（⅒個）は皮をむいてスライス、にんじん（3cm）は皮をむいてせん切りにする。
3. レタス（¼個）・キャベツ（1枚）はひと口大に切り、トマト（½個）は半分のくし切りにする。
4. ボウルに減塩醤油（小さじ½）・黒酢（小さじ½）を合わせる。
5. 器に①・②・③・青じそ（2枚）を盛り、④をかける。

【昼】とろろそば

材料・作り方（1人分）
1. 鍋にたっぷりの湯をわかし、そば（½玉）をゆでる。
2. しょうが（4g）、自然薯（70g）は皮をむいてすりおろす。
3. 長ねぎ（5g）は小口切りにする。
4. 減塩つゆ（小さじ2）を水（20g）で1:1に薄め、のり（1g）を加える。

【昼】【晩】生野菜ジュース

材料・作り方（1人分）
1. トマト（1個）はヘタを除いて4等分にし、にんじん（1本）はヘタを除き、キャベツ（1枚）は5cm大に切り、レモン（1個）は皮をむき半分にする。
2. ジューサーに①をかけ、グラスに注ぐ。

【晩】玄米ごはん

材料・作り方（1人分）
1. 玄米（40g）を洗う。
2. 炊飯器に①・雑穀（10g）・水（75mℓ）を入れて炊く。

【晩】プレーンヨーグルト

材料・作り方（1人分）
1. 器にプレーンヨーグルト（脂肪分0%・300g）を入れ、はちみつ（大さじ2）を加えてよく混ぜる。

【晩】自家製アロエジュース

材料・作り方（1人分）
1. アロエ（2本）は皮をむき、水（2カップ）とともにミキサーにかけてグラスに注ぐ。

岡田さん **1** 日目｜夕食

1日目・夜のお品書き　🌙晩

* カキのみぞれ鍋
* わかめとねぎの味噌汁

夜の常食
玄米ごはん
生野菜ジュース
プレーンヨーグルト
自家製アロエジュース

Total calorie
719kcal

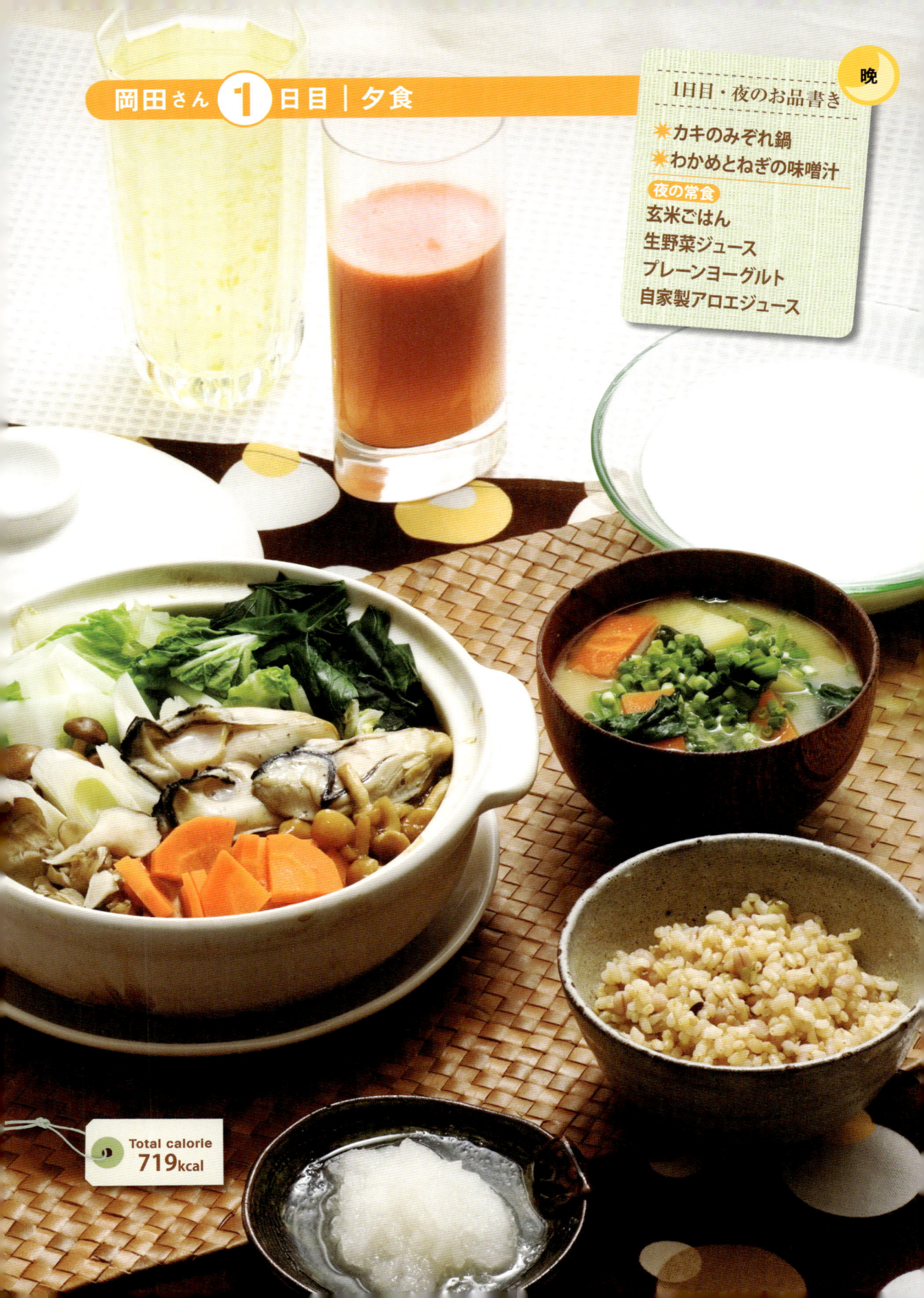

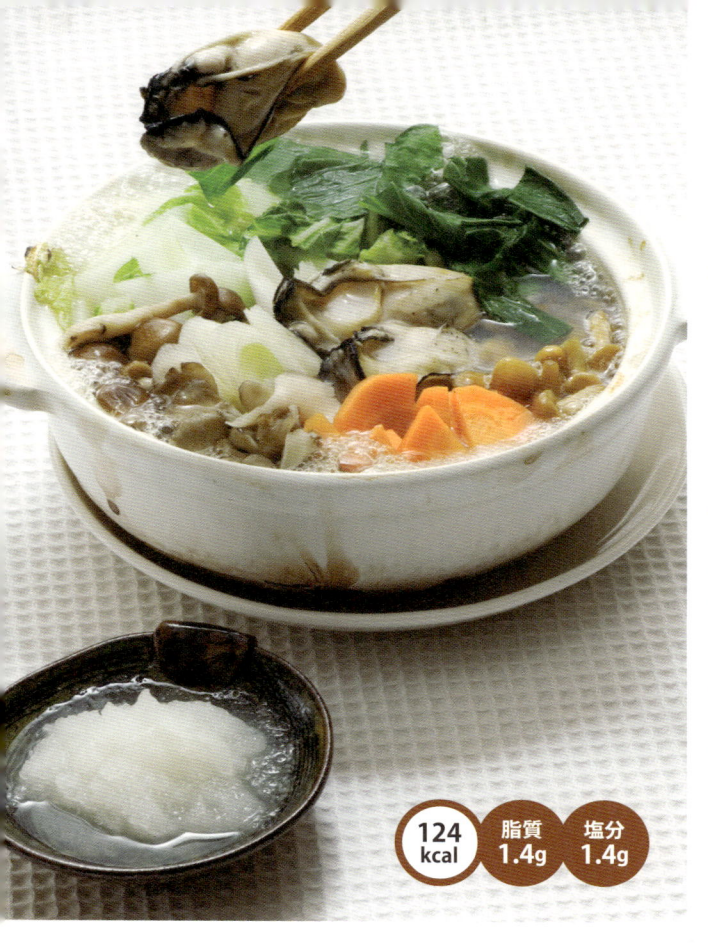

「海のミルク」と呼ばれるカキには
体の基盤となる亜鉛やタウリンが豊富
カキのみぞれ鍋

材料（1人分）
カキ…………60g（5個）　しめじ………50g（½パック）
大根…………30g（1cm）　まいたけ……50g（½パック）
にんじん……50g（¼本）　なめこ………50g（½パック）
小松菜………………100g　減塩つゆ………………25g
白菜………150g（1½枚）　水………300ml（1½カップ）
長ねぎ………50g（½本）

作り方
❶カキは流水でよく洗う。
❷大根は皮をむいてすりおろす。
❸にんじんは皮をむいて5mm厚さのいちょう切り、小松菜・白菜は根元を切り落として2cm幅に切り、長ねぎは2cm厚さの斜め切りにする。
❹しめじは根元を切り落として子房に分け、まいたけはほぐす。
❺鍋に水・減塩つゆ・❶・❸・❹を入れてひと煮立ちさせ、❷を入れて弱火で煮る。

124 kcal　脂質 1.4g　塩分 1.4g

わかめでピロリ菌をブロックし
がんになるのを防ぐ
わかめとねぎの味噌汁

材料（1人分）
小松菜………………25g　わかめ（乾燥）…………1g
万能ねぎ………………5g　低塩みそ………………10g
にんじん……10g（1cm）　昆布……………………1g
大根…………………10g　水………200ml（1カップ）
じゃがいも…………20g

作り方
❶鍋に水と昆布を入れて火にかけ、沸騰直前に昆布を取り出し、だし汁を作る。
❷小松菜は根元を除いて3cm長さに切り、万能ねぎは小口切り、にんじん・大根・じゃがいもは皮をむいて短冊切り、わかめは水に戻す。
❸①に根菜、葉ものの順に入れ、根菜が柔らかくなったら低塩みそを溶き入れる。

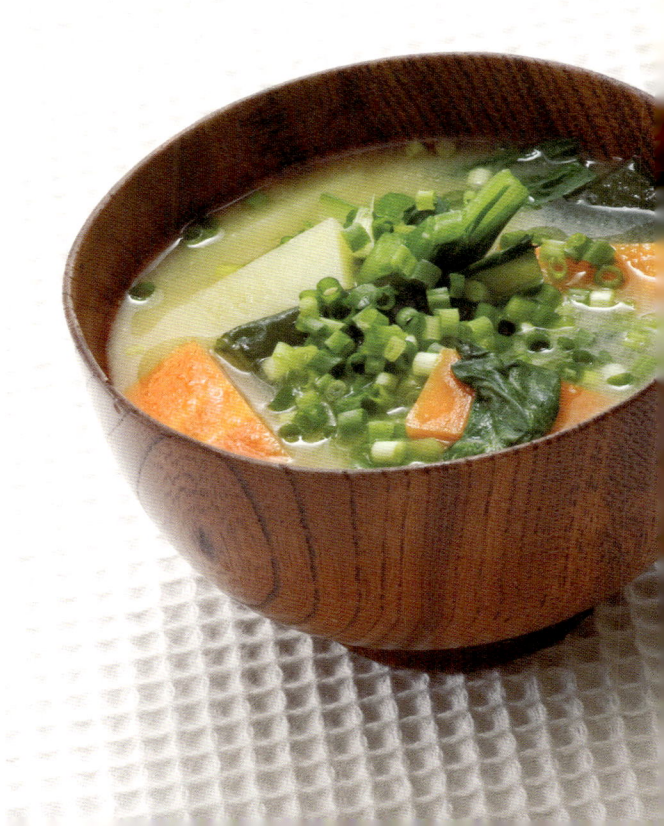

49 kcal　脂質 0.7g　塩分 1.2g

岡田さん **2** 日目｜夕食

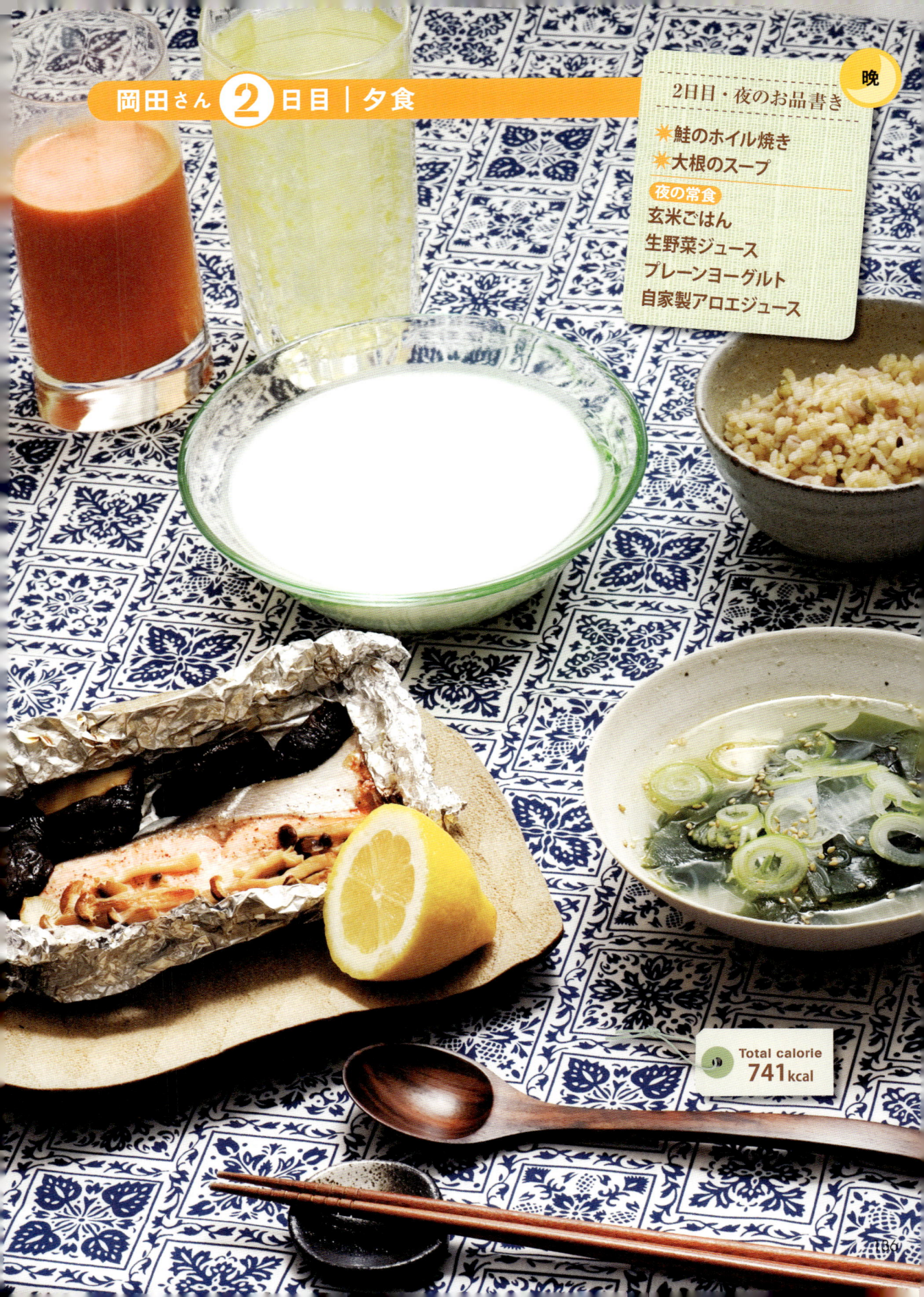

2日目・夜のお品書き 晩

- 鮭のホイル焼き
- 大根のスープ

夜の常食
玄米ごはん
生野菜ジュース
プレーンヨーグルト
自家製アロエジュース

Total calorie
741 kcal

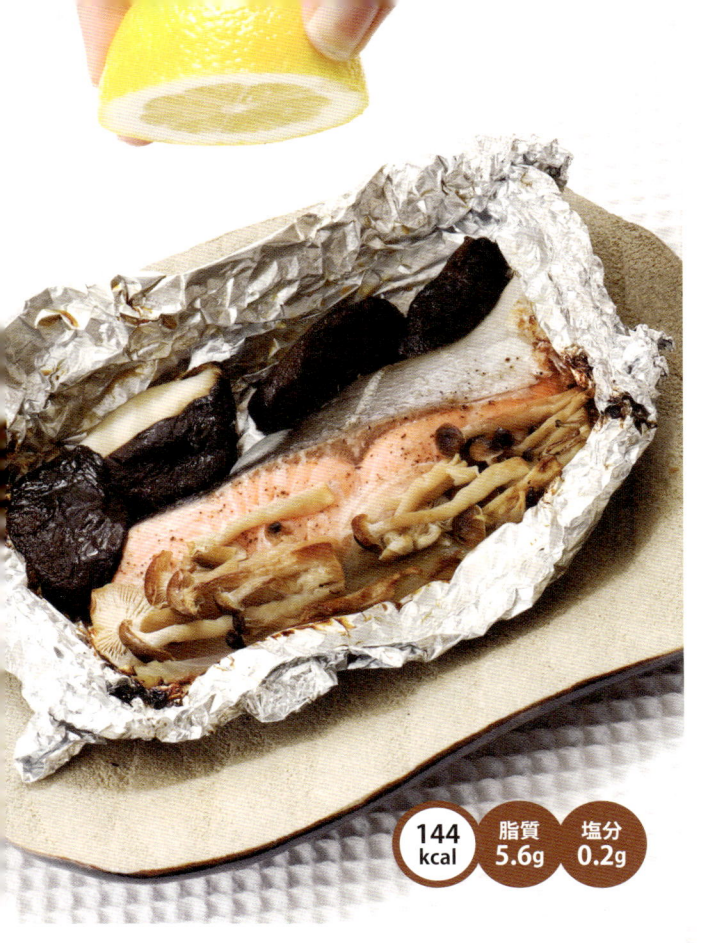

EPAやDHA、アスタキサンチンを含む鮭に
きのこ類を合わせて、抗がん効果アップ
鮭のホイル焼き

材料（1人分）
生鮭…………80g（1切れ）　たまねぎ………20g（1/10個）
こしょう……………少々　　オリーブ油…………適量
しめじ……25g（1/5パック）　レモン…………40g（1/2個）
しいたけ………20g（2枚）

作り方
❶鮭はこしょうをふる。
❷しめじは根元を除き小房に分け、しいたけは石づきを除き半分にそぎ切り、たまねぎは薄切りにする。
❸アルミホイルにオリーブ油を塗り、①・②を入れて包む。
❹250℃のオーブンで10分焼く。（フライパンの場合は弱火で蓋をして15分）
❺器に盛り付け、レモンをしぼる。

144 kcal　脂質 5.6g　塩分 0.2g

大根は消化がよく、ビタミンCも豊富
がん細胞が増えるのを抑える働きも
大根のスープ

51 kcal　脂質 1.4g　塩分 0.3g

材料（1人分）
大根……………30g（1cm）　酒………2.5g（小さじ1/2）
鶏ささみ………25g（1/2本）　こしょう………………少々
長ねぎ………………5g　　　白ごま…………………少々
わかめ（乾燥）…………1g　　ごま油…………………少々
春雨…………………1g　　水………150ml（3/4カップ）

作り方
❶大根は皮をむいて短冊切り、鶏ささみはそぎ切り、長ねぎは小口切り、わかめと春雨は水に戻す。
❷鍋に水を入れ、大根・春雨を入れて火にかけ、沸騰したら中火にして鶏ささみを加え、酒・こしょう・白ごま・ごま油で調味し、長ねぎ・わかめを入れて煮る。

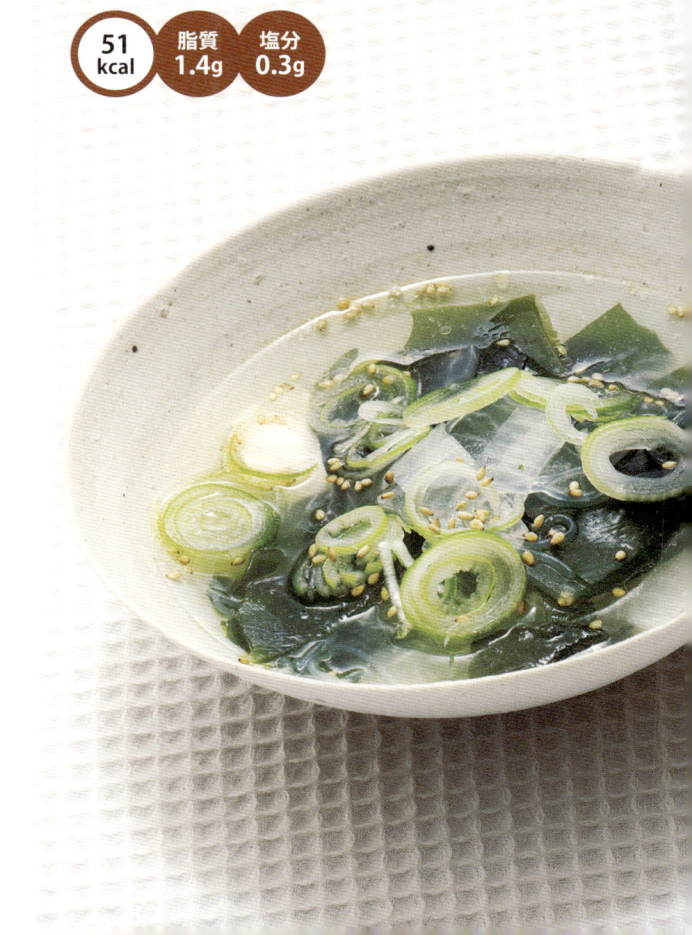

岡田さん **3** 日目｜夕食　　晩

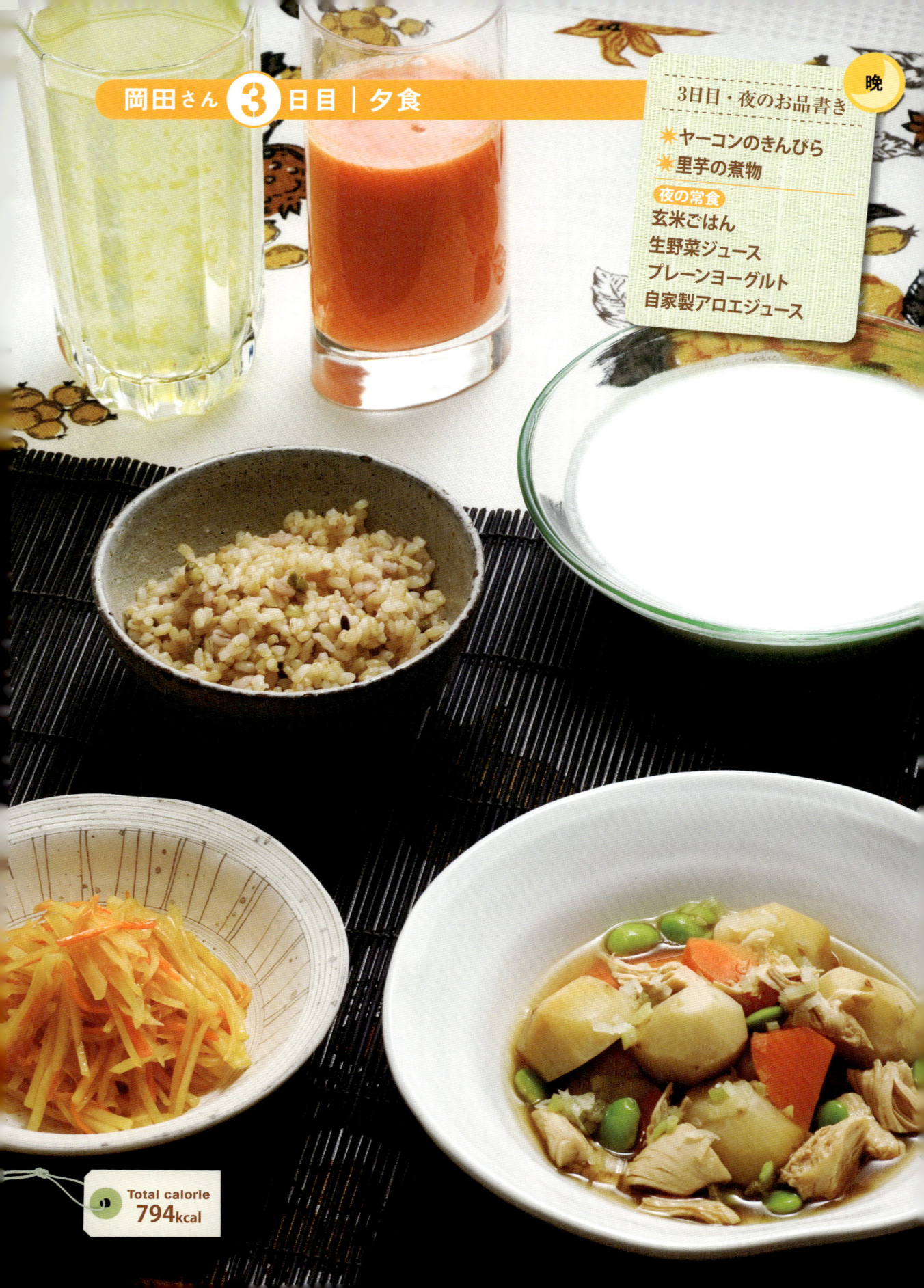

3日目・夜のお品書き
* ヤーコンのきんぴら
* 里芋の煮物

夜の常食
玄米ごはん
生野菜ジュース
プレーンヨーグルト
自家製アロエジュース

Total calorie
794kcal

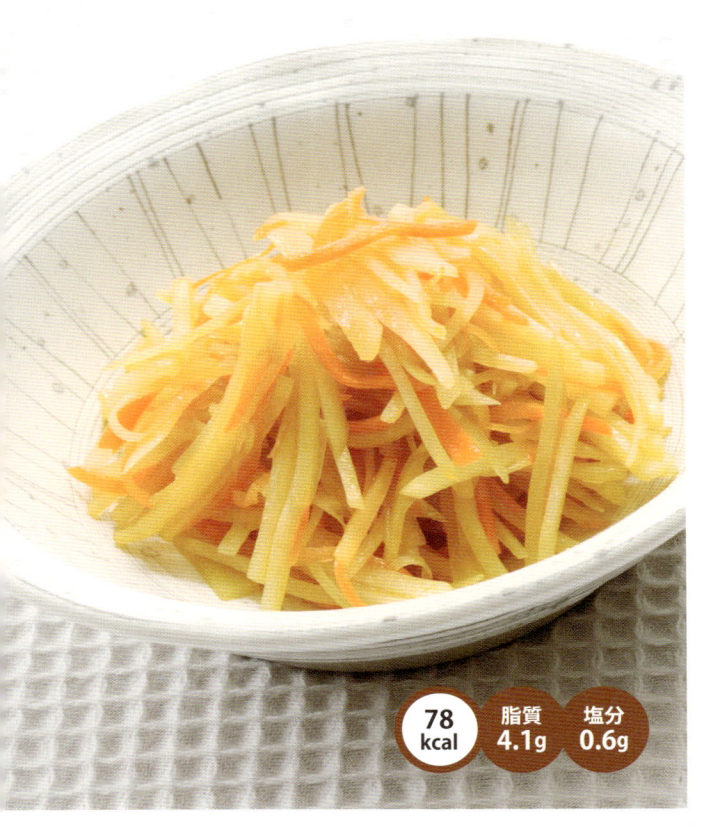

活性酸素を除去するポリフェノールが
ヤーコンにはたっぷり！
ヤーコンのきんぴら

材料（1人分）
ヤーコン‥‥‥‥‥‥‥50g
にんじん‥‥‥‥‥20g（2cm）
オリーブ油‥‥4g（小さじ1）
減塩醤油‥‥‥6g（小さじ1）

作り方
❶ヤーコン・にんじんは皮をむいてせん切りにし、ヤーコンは水にさらしてアク抜きする。
❷熱したフライパンにオリーブ油を入れ、①を加えて炒め、減塩醤油で調味する。

78 kcal　脂質 4.1g　塩分 0.6g

里芋のガラクタンが免疫力を高めてがんを予防
消化・吸収がよく、塩分排出にも効果的
里芋の煮物

材料（1人分）
里芋‥‥‥‥160g（3個）　オリーブ油‥‥2g（小さじ½）
にんじん‥‥‥20g（2cm）　酒‥‥‥‥‥‥5g（小さじ1）
長ねぎ‥‥‥‥‥‥5g　減塩醤油‥‥‥6g（小さじ1）
枝豆（さやつき）‥‥10g　水‥‥‥‥50mℓ（¼カップ）
鶏ささみ‥‥‥30g（½本）

作り方
❶里芋は皮をむいてひと口大、にんじんは皮とヘタを除いて乱切りにする。
❷長ねぎはみじん切りにする。
❸枝豆は熱湯でゆで、さやから取り出す。
❹鶏ささみは細かく切って、鍋にオリーブ油を入れて炒める。
❺水と酒を加えて強火にし、煮立ったら中火にして①を加えて柔らかくなるまで煮る。
❻減塩醤油で調味し、②・③を加えてひと煮立ちさせる。

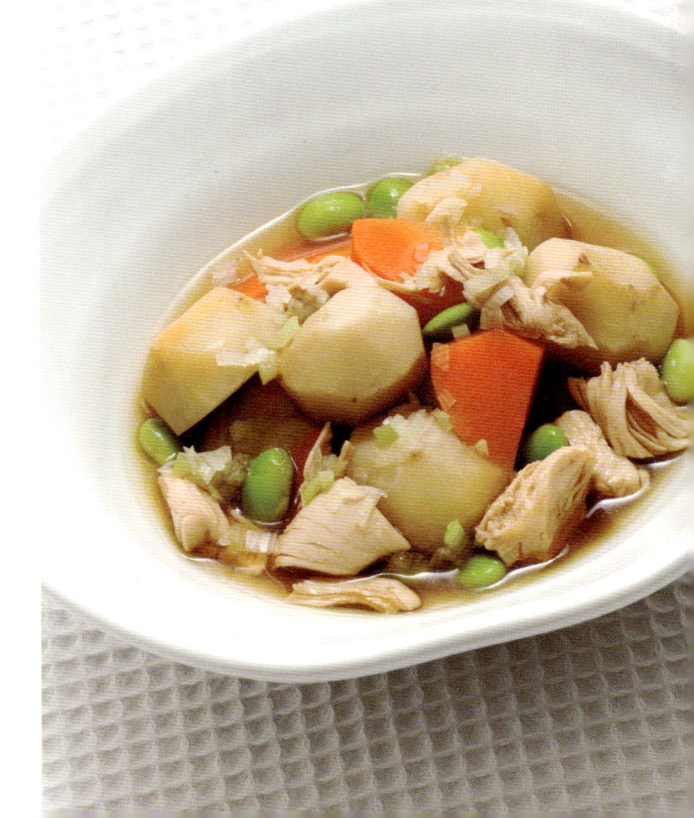

170 kcal　脂質 2.8g　塩分 0.6g

岡田さん 4日目｜夕食

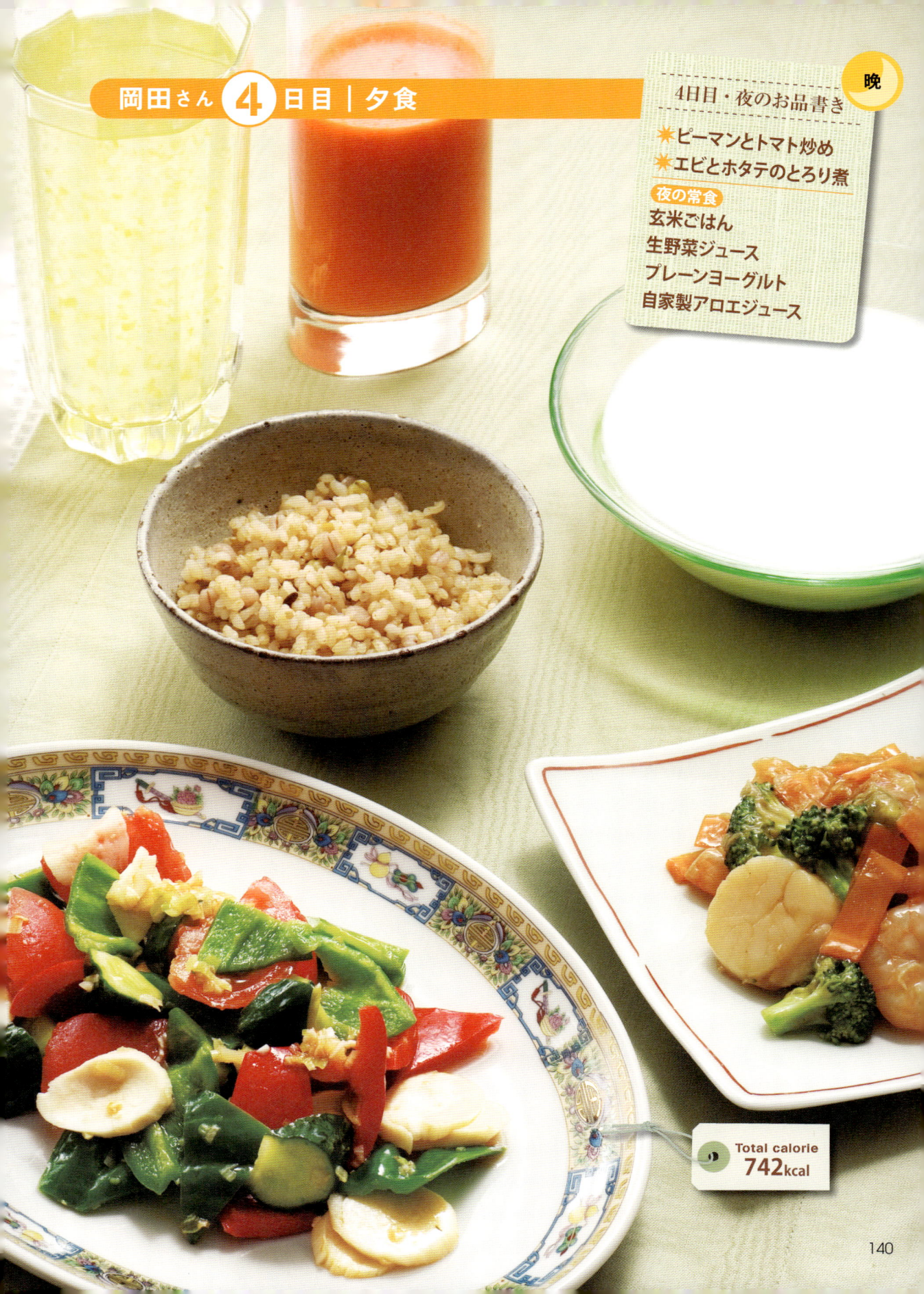

4日目・夜のお品書き 晩

- ピーマンとトマト炒め
- エビとホタテのとろり煮

夜の常食
玄米ごはん
生野菜ジュース
プレーンヨーグルト
自家製アロエジュース

Total calorie 742kcal

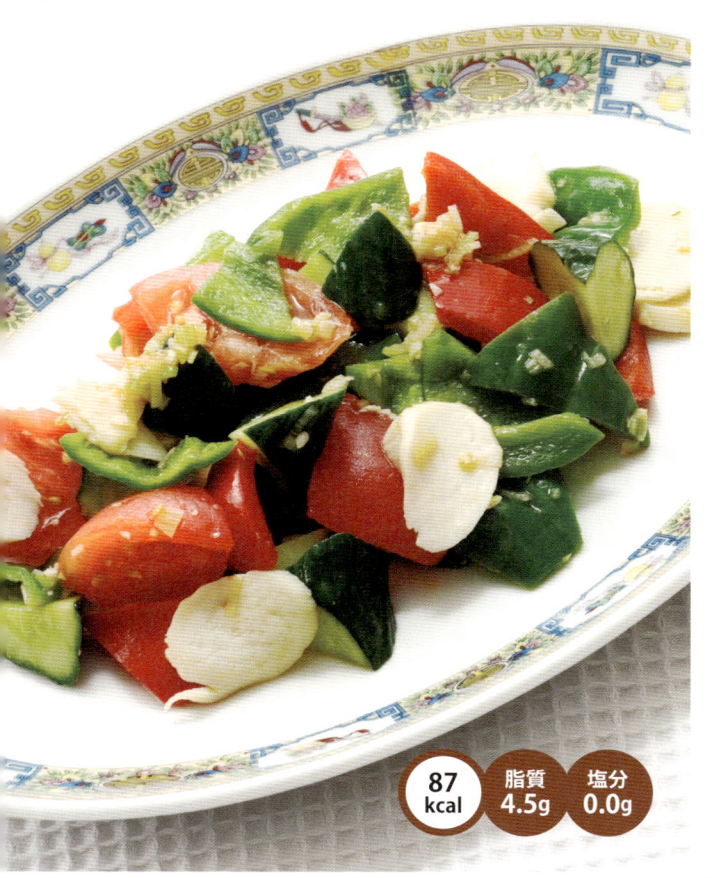

前立腺がんに効果大なトマトを
抗がん作用の高いピーマンと一緒に
ピーマンとトマト炒め

材料（1人分）
ピーマン………45g（1個）　にんにく……………2g（½片）
赤パプリカ……30g（⅕個）　しょうが………………2g
トマト…………60g（½個）　オリーブ油……4g（小さじ1）
きゅうり………40g（½本）　鶏がらスープ…30g（大さじ2）
エリンギ………30g（½本）　こしょう………………少々
長ねぎ……………5g

作り方
❶ピーマン・赤パプリカはヘタと種を除き、トマトは湯むきし、へたをとったきゅうりを乱切り、エリンギはスライスする。
❷長ねぎ・にんにく・しょうがはみじん切りにする。
❸熱したフライパンにオリーブ油を入れ、②を炒め、①を加えてさらに炒め、鶏がらスープを加えてひと煮たちさせ、こしょうで調味する。

87 kcal　脂質 4.5g　塩分 0.0g

抗がん効果の高い野菜がたっぷりで
胃腸にもやさしい
エビとホタテのとろり煮

材料（1人分）
ブロッコリー……30g（⅛株）　ホタテ……………40g（2個）
にんじん…………20g（⅒本）　鶏がらスープ…50g（¼カップ）
長ねぎ……………10g（⅒本）　減塩醤油………6g（小さじ1）
しょうが…………2g　　　　　こしょう…………………少々
ごま油……………4g（小さじ1）片栗粉……………3g（小さじ1）
むきエビ…………30g（3尾）

作り方
❶ブロッコリーは小房に分け、にんじんは3cm長さの薄切りにする。
❷長ねぎは斜め切り、しょうがはみじん切りにする。
❸熱したフライパンにごま油を入れ、②を炒め、香りが出たらむきエビ・ホタテ・①を加えて炒める。
❹火が通ったら鶏がらスープを加え、減塩醤油・こしょうで調味し、水溶き片栗粉でとろみをつける。

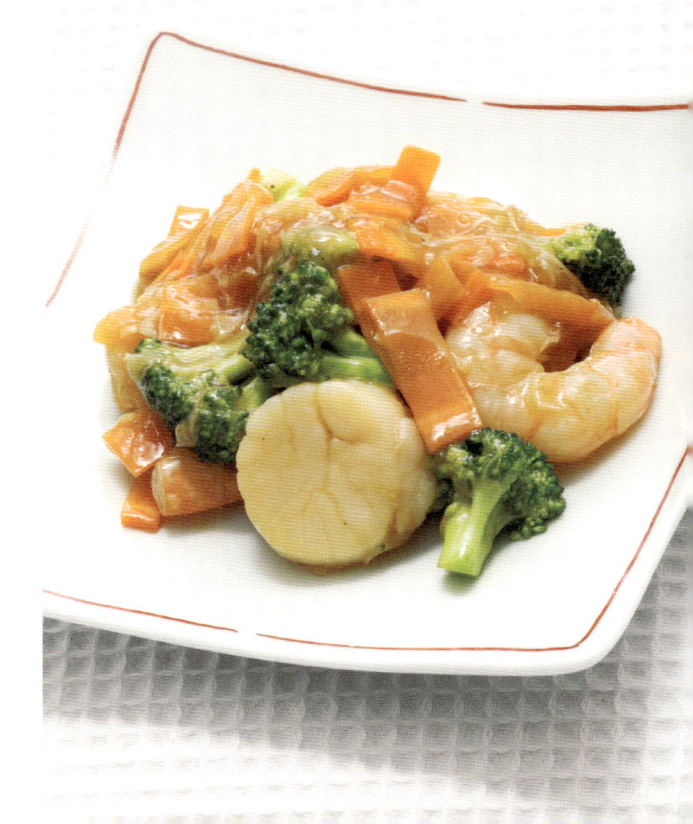

109 kcal　脂質 4.5g　塩分 0.9g

管理栄養士・杉本恵子先生 お助けレシピ
にんじんジュースの搾りかすを活かした 野菜たっぷりカンタンおかず BEST 4

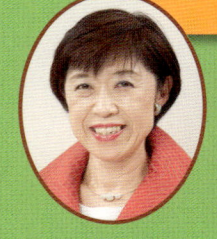

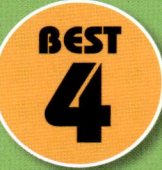

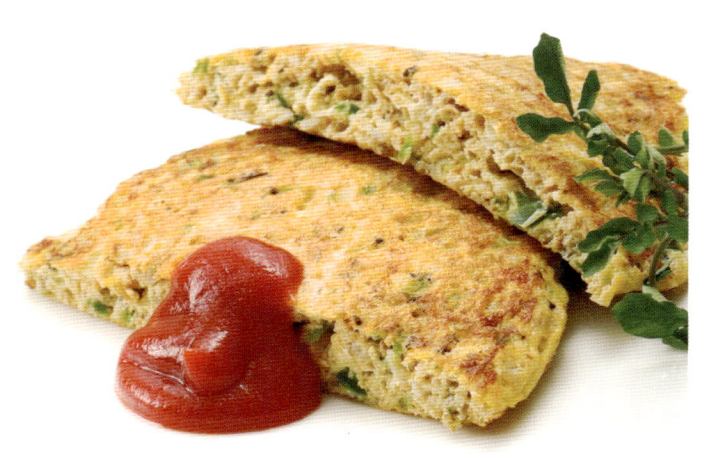

抗がんに効果的な野菜たっぷりで
食べごたえもアップ
野菜たっぷりオムレツ

材料（1人分）
- にんじん・りんご搾りかす‥25g
- たまねぎ‥25g
- ピーマン‥10g（½個）
- しいたけ‥10g（1枚）
- 鶏ひき肉‥30g
- 卵‥50g（1個）
- こしょう‥少々
- オリーブ油‥2g（小さじ½）
- トマトケチャップ‥15g（大さじ1）
- クレソン‥5g（1本）

作り方
1. 搾りかすは細かく刻む。
2. たまねぎは皮をむいてみじん切り、ピーマンは種とヘタを取りみじん切り、しいたけは石づきを取りみじん切りにする。
3. フライパンを熱し、鶏ひき肉を炒め、①・②を加えてさらに炒める。
4. ③をボウルに移して粗熱をとり、卵・こしょうを加えてよく混ぜる。
5. 熱したフライパンにオリーブ油を敷き、④を流しいれて弱火で両面を焼く。
6. 器に⑤を盛り付けて、トマトケチャップをかけ、クレソンを飾る。

185 kcal ／ 脂質 9.0g ／ 塩分 0.8g

カレーの香りで食欲増進
食物繊維もたっぷり摂れる
和風カレーピラフ

材料（1人分）
- にんじん・りんご搾りかす‥25g
- 米‥45g（¼カップ）
- たまねぎ‥25g
- マッシュルーム（スライス）‥20g
- ミックスベジタブル（冷凍）‥30g
- むきエビ‥30g（3尾）
- カレー粉‥0.5g
- パセリ（刻み）‥少々
- 昆布‥1g
- 水‥50㎖（¼カップ）
- 減塩塩‥0.5g

作り方
1. 米は洗ってザルにあける。
2. 搾りかすは細かく刻み、たまねぎは皮をむいてみじん切りにする。
3. 炊飯器に①・②・マッシュルーム・ミックスベジタブル・むきエビ・カレー粉・昆布・水を入れて炊く。
4. ③を器に盛って減塩塩をふり、刻みパセリを散らす。

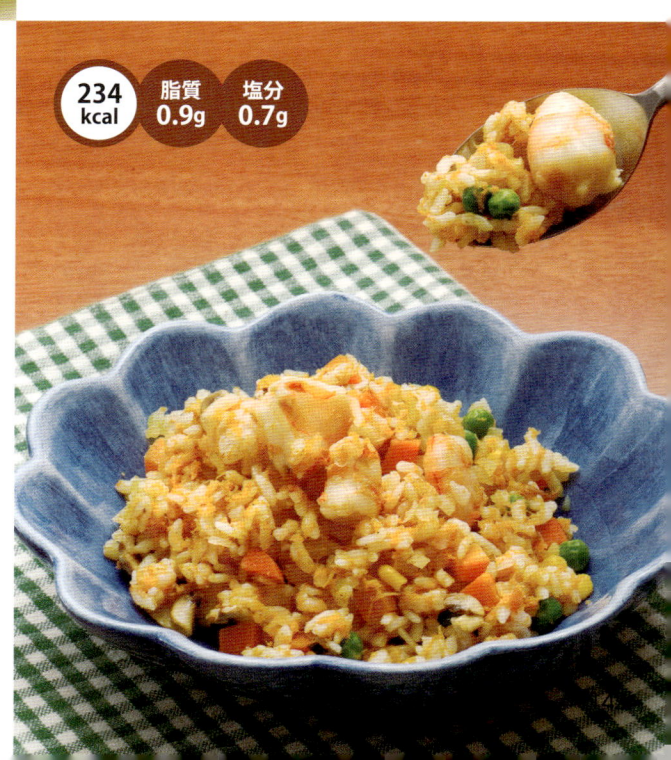

234 kcal ／ 脂質 0.9g ／ 塩分 0.7g

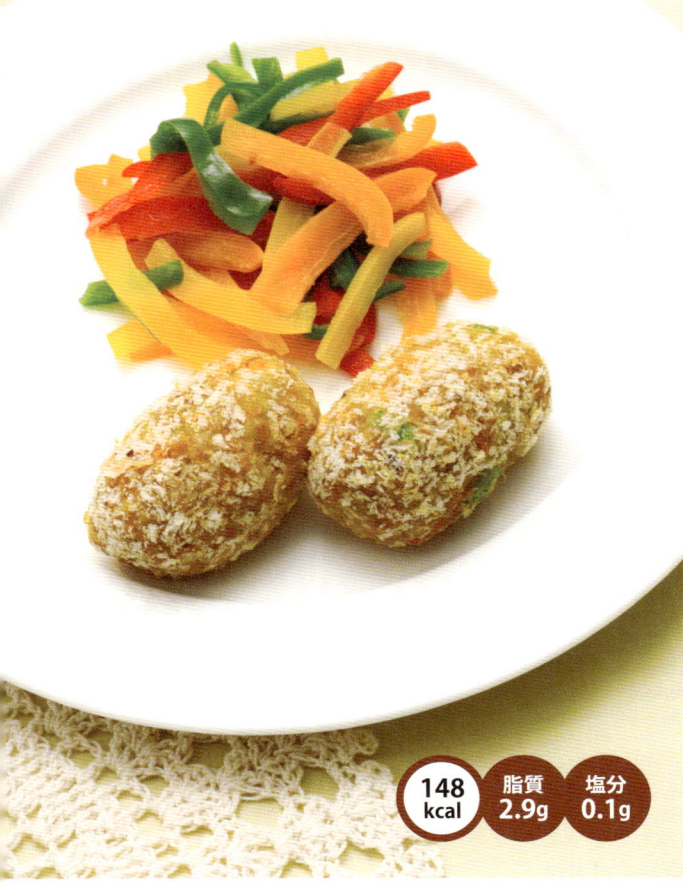

食物繊維が豊富で整腸作用もばっちり
焼きさつまいもコロッケ

材料（1人分）
にんじん・りんご搾りかす…25g　オレンジパプリカ…25g
さつまいも……………………40g　ピーマン………………25g
枝豆（さやつき）……………20g　鶏ひき肉………………20g
たまねぎ………………………25g　パン粉……3g（大さじ1）
赤パプリカ……………………25g　こしょう………………少々
黄パプリカ……………………25g

作り方
❶搾りかすは細かく刻む。さつまいもは皮をむいてひと口大に切り、ゆでて温かいうちにつぶす。
❷枝豆は熱湯でゆで、さやから取り出す。
❸たまねぎは皮をむいてみじん切りにする。
❹各色パプリカ・ピーマンはへたと種をとり、せん切りにしてさっとゆでる。
❺熱したフライパンに鶏ひき肉を入れ、色が変わるまで炒めて❸を加えてしんなりするまで炒める。
❻ボウルに①・②・⑤・こしょうを加えて混ぜ、俵型に2つ成型する。
❼⑥にパン粉をつけてオーブントースターでパン粉に焦げ目が付くくらいまで焼く。

148 kcal　脂質 2.9g　塩分 0.1g

搾りかすを増やしてカロリーダウン
みぞれおろしの鮭バーグ

材料（1人分）
にんじん・りんご搾りかす…50g　牛乳………7g（大さじ½）
大根…………………60g（2㎝）　パン粉……1.5g（大さじ½）
たまねぎ……………20g（⅒個）　卵………………10g（¼個）
鮭中骨水煮缶………75g（½缶）　青じそ……………2g（2枚）

作り方
❶搾りかすは細かく刻む。
❷大根は皮をむいてすりおろし、①の½量と混ぜる。
❸たまねぎは皮をむいてみじん切りにし、熱したフライパンで焼き色がつくまで炒める。
❹鮭中骨水煮缶の水気を切ってボウルに入れ、骨を砕くようにつぶしながら混ぜる。
❺④に牛乳に浸したパン粉・溶き卵・①の½量・③を加えてよく混ぜる。
❻⑤を小判型に成形し、両面焼き色が付くまで中火で焼く。
❼器に青じそを1枚敷いて、⑥を盛り、②を上にのせて、せん切りにした青じそを飾る。

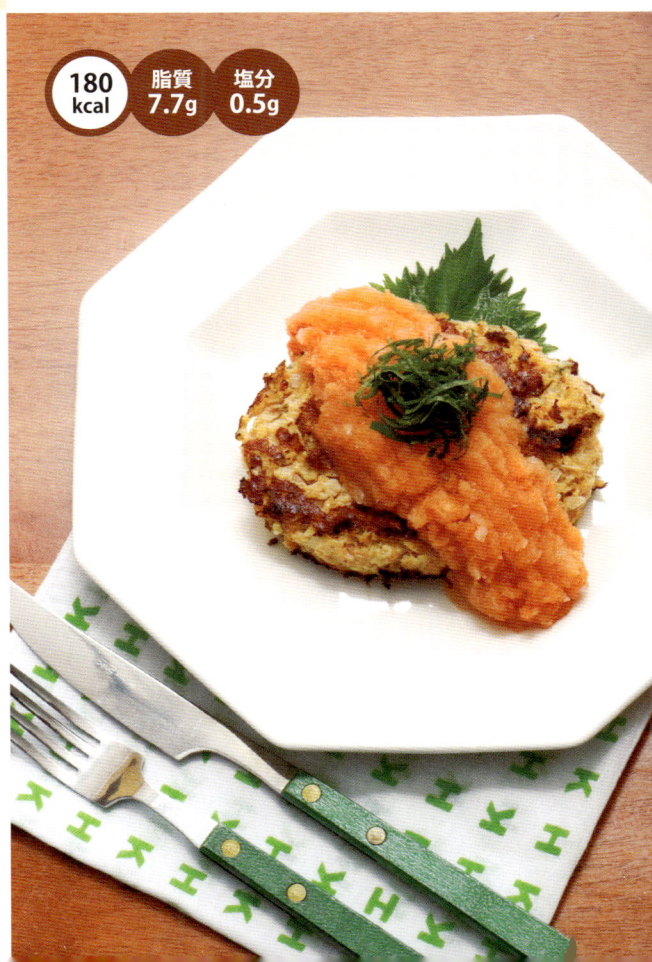

180 kcal　脂質 7.7g　塩分 0.5g

好評発売中

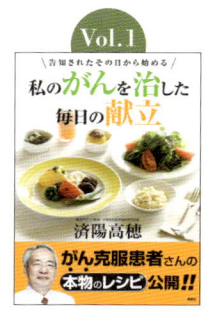

『私のがんを治した毎日の献立』 (Vol.1)
乳がん、肝臓がん、食道がん、悪性リンパ腫、胃がん、卵巣がん、前立腺がん、大腸がんを克服した9名の患者さんの本物のレシピ集第一弾。ジュースのしぼりかすを活用するレシピつき。
B5判 144ページ 1500円(本体)

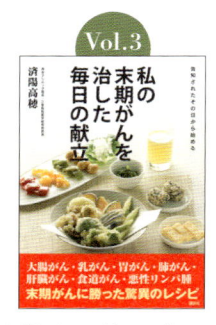

『私の末期がんを治した毎日の献立』 (Vol.3)
余命3ヵ月前後を宣告された、大腸がん、乳がん、胃がん、肺がん、肝臓がん、食道がん、悪性リンパ腫に勝った8名の患者さんの驚異のレシピ集。6名の治ったその後をレポートする『がん克服患者さんの今』も紹介。
B5判 144ページ 1500円(本体)

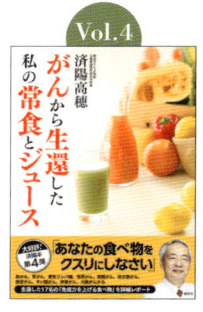

『がんから生還した私の常食とジュース』 (Vol.4)
早期から末期の肺がん、進行性胃がん、悪性リンパ腫、残胃がん、前立腺がん、胆管がん、すい臓がん、卵巣がん、大腸がんに勝った17名の「常食」と「ジュース」の驚異のレシピ集。済陽式食事療法で治った患者さんの今も紹介。
B5判 144ページ 1500円(本体)

私の晩期がんを治した毎日の献立

2010年10月18日　第1刷発行
2024年 4 月16日　第10刷発行

監修　　済陽高穂
発行者　清田則子
発行所　株式会社講談社
　　　　〒112-8001　東京都文京区音羽2-12-21
　　　　販売　TEL 03-5395-3606
　　　　業務　TEL 03-5395-3615
編　集　株式会社　講談社エディトリアル
代　表　堺　公江
　　　　〒112-0013　東京都文京区音羽1-17-18　護国寺SIAビル
　　　　編集　TEL 03-5319-2171
印刷所　NISSHA株式会社
製本所　株式会社国宝社

定価はカバーに表示してあります。
本書のコピー、スキャン、デジタル化等の無断複製は著作権法上での例外を除き禁じられております。
本書を代行業者等の第三者に依頼してスキャンやデジタル化することはたとえ個人や家庭内の利用でも著作権法違反です。
乱丁本・落丁本は、購入書店名を明記の上、講談社業務あてにお送りください。
送料小社負担にてお取り替えいたします。
なお、この本についてのお問い合わせは、講談社エディトリアルあてにお願いいたします。

©Takaho Watayo 2010 Printed in Japan
N.D.C.594 143p 26cm ISBN978-4-06-216147-3

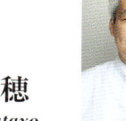

済陽高穂 Takaho Watayo

1970年千葉大学医学部卒業後、東京女子医科大学消化器病センター入局。73年国際外科教室(J.C.トンプソン教授)に留学、消化管ホルモンについて研究。帰国後、東京女子医科大学助教授、94年に都立荏原病院外科部長、2003年より都立大塚病院副院長を経て、08年11月より西台クリニック院長、三愛病院研究所所長。千葉大学医学部臨床教授も兼任しながら現在に至る。主な著書に『私のがんを治した毎日の献立』『私の末期がんを治した毎日の献立』『がんから生還した私の常食とジュース』(講談社)などがある。